THORACOPLASTIE POSTÉRIEURE

ÉTUDE

Sur l'aplatissement comparé du Thorax

PAR LES

Différents Procédés de Résection costale

PAR LE

Dr Julien GOURDET (de Nantes)

ANCIEN INTERNE DES HÔPITAUX DE NANTES
PROSECTEUR A L'ÉCOLE DE MÉDECINE
LAURÉAT bis (1889-1891) DE L'ÉCOLE DE MÉDECINE

AVEC 24 FIGURES DANS LE TEXTE

PARIS
INSTITUT INTERNATIONAL DE BIBLIOGRAPHIE MÉDICALE
14, Boulevard Saint-Germain, 14

1895

INSTITUT INTERNATIONAL
DE
BIBLIOGRAPHIE MÉDICALE

PARIS. — 11, Boulevard Saint-Germain, 11. — PARIS

FONDATEUR : Dr MARCEL BAUDOUIN

I. — BIBLIOTHÈQUE CIRCULANTE
INTERNATIONALE
MÉDECINE ET SCIENCES ACCESSOIRES

Une **Bibliothèque** MÉDICALE *est installée, 11, Boulevard Saint-Germain ; elle fonctionne régulièrement, même pendant les Vacances universitaires, depuis le mois de janvier 1891.*

Cette Bibliothèque a été créée pour permettre aux Médecins de consulter à très bon compte tous les livres dont ils peuvent avoir besoin, surtout les ouvrages de longue haleine, les monographies et les grands périodiques réservés aux sciences médicales en France et à l'étranger.

Elle fonctionne et pour la FRANCE *et pour les* PAYS ÉTRANGERS *où existe le système des Colis postaux.*

Cette Bibliothèque médicale commence avec des ressources MODESTES; *mais son organisateur est convaincu qu'elle répond à un réel besoin, impossible à satisfaire par d'autres procédés, et qu'elle acquerra bientôt toute l'importance à laquelle elle a droit, surtout si tous les médecins français veulent bien s'intéresser à cette tentative de décentralisation.*

RÈGLEMENT

I. — **La Bibliothèque Circulante de Médecine** est, pour l'instant du moins, dépourvue de salles de lecture à Paris. — Cette salle ne sera installée qu'en novembre 1895.

II. — Pour avoir droit au prêt des livres, la *cotisation annuelle* pour chaque abonné **Français** à la *Bibliothèque générale de Médecine et Science accessoires* est de **20 francs**, *payables d'avance*. Le versement de cette somme donne droit aux divers fascicules du *Catalogue*, qui paraitront plusieurs fois par an.

Cet abonnement à la *Bibliothèque Générale de Médecine* est réduit à **10 fr.** pour tout abonné aux **Archives provinciales de Chirurgie.**

L'abonnement est de **40 fr.** par an pour les Pays étrangers, sans réduction possible.

III. — Les *frais de prêt* de livres (tout compris), calculés sur des moyennes, sont établis de la façon suivante pour la France :

Catégorie A :	Volumes très gros (in-8°, in-4°, etc.)................	1 fr.	»
— B :	Brochures in-12 et fascicules d'une grande publication	»	50
— C :	Brochures ou Numéros de Journaux	»	25

Ils sont *doublés* pour l'Étranger.

IV. — Le montant des frais d'envoi doit être *joint en timbres-poste à la demande d'emprunt*, avec un *Cautionnement* de CINQ FRANCS en timbres-poste ou mandat postal, pour tout livre d'une valeur de 10 francs et plus (Catégorie A).

Le retour des livres à l'Institut de Bibliographie doit avoir lieu *franco*.

Toutefois, les emprunteurs, pour simplifier la correspondance et assurer le service des envois d'une façon régulière, ont la facilité d'envoyer à l'avance, *à titre de* PROVISION, une somme de DIX FRANCS, qui est inscrite à l'actif de l'abonné.

V. — Les prêts sont faits pour *Un mois* seulement. Prière d'indiquer s'il faut adresser les livres en gare ou à domicile (colis postaux) et leurs numéros sur le Catalogue.

VI. — On ne peut emprunter plus de *deux* livres à la fois. — Toutefois, après autorisation de l'Administrateur, et dans des circonstances spéciales, il peut être fait exception à cette règle.

VII. — Toute personne qui conservera une brochure ou un ouvrage pendant *plus d'un mois* devra solder un *droit supplémentaire* de 1 franc ; plus de 2 mois, un droit de 2 francs. Après 3 mois, le livre sera considéré comme égaré.

VIII. — *Tout livre détérioré ou égaré* par l'emprunteur *devra être payé* par l'emprunteur ou remplacé par lui. Les pertes de livres, si elles se renouvellent, pourront entraîner la suppression des envois. — Les *frais de réclamations des volumes* prêtés depuis plus d'un mois seront portés au compte des emprunteurs.

IX. — Tout abonné peut, s'il le désire, garder pour son usage personnel les livres qui lui sont envoyés à titre de prêt, à la seule condition qu'il s'agisse d'ouvrages qu'on trouve encore couramment dans le commerce. — L'abonné, dans ces conditions, doit solder le prix de l'ouvrage conservé après lecture.

Pour assurer le bon fonctionnement de la Bibliothèque et seconder les efforts de l'organisateur, on est prié de faire les renvois avec une exactitude exemplaire. — Les 1ers fascicules du Catalogue (Médecine, Chirurgie, etc.) ont paru en 1894. Un 3e est sous presse.

THORACOPLASTIE POSTÉRIEURE

Étude sur l'aplatissement comparé du Thorax

par les

DIFFÉRENTS PROCÉDÉS DE RÉSECTION COSTALE

INSTITUT INTERNATIONAL
DE
BIBLIOGRAPHIE MÉDICALE

PARIS. — 14, Boulevard Saint-Germain, 14. — PARIS

FONDATEUR : Dr MARCEL BAUDOUIN

I. — BIBLIOTHÈQUE CIRCULANTE
INTERNATIONALE
MÉDECINE ET SCIENCES ACCESSOIRES

Une **Bibliothèque** MÉDICALE *est installée, 14, Boulevard Saint-Germain; elle fonctionne régulièrement, même pendant les Vacances universitaires, depuis le mois de janvier 1891.*

Cette Bibliothèque a été créée pour permettre aux Médecins de consulter à très bon compte tous les livres dont ils peuvent avoir besoin, surtout les ouvrages de longue haleine, les monographies et les grands périodiques réservés aux sciences médicales en France et à l'étranger.

Elle fonctionne et pour la FRANCE *et pour les* PAYS ÉTRANGERS *où existe le système des Colis postaux.*

Cette Bibliothèque médicale commence avec des ressources MODESTES; *mais son organisateur est convaincu qu'elle répond à un réel besoin, impossible à satisfaire par d'autres procédés, et qu'elle acquerra bientôt toute l'importance à laquelle elle a droit, surtout si tous les médecins français veulent bien s'intéresser à cette tentative de décentralisation.*

RÈGLEMENT

I. — **La Bibliothèque Circulante de Médecine** est, pour l'instant du moins, dépourvue de salles de lecture à Paris, — Cette salle ne sera installée qu'en novembre 1895.

II. — Pour avoir droit au prêt des livres, la *cotisation annuelle* pour chaque abonné **Français** à la *Bibliothèque générale de Médecine et Science accessoires* est de **20 francs**, *payables d'avance*. Le versement de cette somme donne droit aux divers fascicules du *Catalogue*, qui paraîtront plusieurs fois par an.

Cet abonnement à la *Bibliothèque Générale de Médecine* est réduit à **10 fr.** pour tout abonné aux **Archives provinciales de Chirurgie.**

L'abonnement est de **40 fr.** par an pour les Pays étrangers, sans réduction possible.

III. — Les *frais de prêt* de livres (tout compris), calculés sur des moyennes, sont établis de la façon suivante pour la France :

Catégorie A : Volumes très gros (in-8°, in-4°, etc.)............... 1 fr. »
— B : Brochures in-12 et fascicules d'une grande publication » 50
— C : Brochures ou Numéros de Journaux .... » 25

Ils sont *doublés* pour l'Etranger.

IV. — Le montant des frais d'envoi doit être *joint en timbres-poste à la demande d'emprunt*, avec un *Cautionnement* de CINQ FRANCS en timbres-poste ou mandat postal, pour tout livre d'une valeur de 10 francs et plus (Catégorie A).

Le retour des livres à l'Institut de Bibliographie doit avoir lieu *franco*.

Toutefois, les emprunteurs, pour simplifier la correspondance et assurer le service des envois d'une façon régulière, ont la facilité d'envoyer à l'avance, *à titre de* PROVISION, une somme de DIX FRANCS, qui est inscrite à l'actif de l'abonné.

V. — Les prêts sont faits pour *Un mois* seulement. Prière d'indiquer s'il faut adresser les livres en gare ou à domicile (colis postaux) et leurs numéros sur le Catalogue.

VI. — On ne peut emprunter plus de *deux* livres à la fois. — Toutefois, après autorisation de l'Administrateur, et dans des circonstances spéciales, il peut être fait exception à cette règle.

VII. — Toute personne qui conservera une brochure ou un ouvrage pendant *plus d'un mois* devra solder un *droit supplémentaire* de 1 franc; plus de 2 mois, un droit de 2 francs. Après 3 mois, le livre sera considéré comme égaré.

VIII — *Tout livre détérioré ou égaré* par l'emprunteur *devra être payé* par l'emprunteur ou remplacé par lui. Les pertes de livres, si elles se renouvellent, pourront entraîner la suppression des envois. — Les *frais de réclamations des volumes* prêtés depuis plus d'un mois seront portés au compte des emprunteurs.

IX. — Tout abonné peut, s'il le désire, garder pour son usage personnel les livres qui lui sont envoyés à titre de prêt, à la seule condition qu'il s'agisse d'ouvrages qu'on trouve encore couramment dans le commerce. — L'abonné, dans ces conditions, doit solder le prix de l'ouvrage conservé après lecture.

Pour assurer le bon fonctionnement de la Bibliothèque et seconder les efforts de l'organisateur, on est prié de faire les renvois avec une exactitude exemplaire. — Les 1ers fascicules du Catalogue (Médecine, Chirurgie, etc.) ont paru en 1894. Un 3e est sous presse.

THORACOPLASTIE POSTÉRIEURE

Étude sur l'aplatissement comparé du Thorax

par les

DIFFÉRENTS PROCÉDÉS DE RÉSECTION COSTALE

THORACOPLASTIE POSTÉRIEURE

ÉTUDE

Sur l'aplatissement comparé du Thorax

PAR LES

Différents Procédés de Résection costale

PAR LE

Dr Julien GOURDET (de Nantes)

ANCIEN INTERNE DES HÔPITAUX DE NANTES
PROSECTEUR A L'ÉCOLE DE MÉDECINE
LAURÉAT *bis* (1889-1891) DE L'ÉCOLE DE MÉDECINE

AVEC 24 FIGURES DANS LE TEXTE

PARIS
INSTITUT INTERNATIONAL DE BIBLIOGRAPHIE MÉDICALE
14, Boulevard Saint-Germain, 14

1895

A LA MÉMOIRE DE MON PÈRE

A MA MÈRE

A MES SŒURS

A CEUX QUI M'AIMENT

A MES PARENTS

A MES AMIS

A MON PRÉSIDENT DE THÈSE

M. LE DOCTEUR FÉLIX TERRIER

Professeur à la Faculté de Médecine de Paris,
Membre de l'Académie de Médecine,
Chirurgien de l'Hôpital Bichat,
Officier de la Légion d'honneur.

A MON EXCELLENT MAITRE

M. LE DOCTEUR BOIFFIN

Professeur de Clinique chirurgicale à l'École de Médecine
de Nantes,
Chirurgien suppléant des Hôpitaux.

A MES MAITRES

MM. LES PROFESSEURS DE L'ÉCOLE DE MÉDECINE,

MM. LES CHIRURGIENS ET MÉDECINS DES HÔPITAUX
DE NANTES.

INTRODUCTION

Quand notre cher Maitre, M. Boiffin, nous a proposé de faire notre thèse sur son nouveau procédé de résection costale dans le traitement des pleurésies purulentes, nous avons entrevu une étude d'anatomie chirurgicale, qui cadrait si bien avec nos goûts que nous avons été véritablement enthousiasmé par le sujet. Si quelquefois nous avons trop vivement défendu nos idées dans cette modeste étude, on le pardonnera à l'ardeur de notre jeunesse.

C'est pour nous un devoir bien doux d'adresser tout d'abord nos remerciements à M. le Pr Boiffin, pour l'amabilité qu'il nous a témoignée pendant toutes nos études, et spécialement pendant notre internat. Il a toujours été pour nous le Maitre écouté, dans l'enseignement duquel nous avons cherché à puiser un peu de son sens clinique et de son habileté opératoire.

Nous n'oublierons pas non plus nos Maitres dans les hôpitaux de Nantes, qui nous ont maintes fois témoigné tant de bienveillance. Pour être juste, il faudrait tous les nommer; qu'ils reçoivent ici l'expression de notre gratitude.

Nous remercions vivement M. le Pr Terrier d'avoir bien voulu nous faire l'honneur d'accepter la présidence de notre thèse.

Nous devons les dessins qui ornent ce travail à l'un de nos excellents amis, M. Eugène Bourdais. Il nous avait prié de ne pas le nommer; mais nous n'avons pu résister au plaisir de le remercier publiquement, ainsi que nos bons amis, Groleau et Sourisse, qui nous ont aimablement prêté leur concours pour nos expériences cadavériques.

THORACOPLASTIE POSTÉRIEURE

Étude sur l'applatissement comparé du Thorax

par les

DIFFÉRENTS PROCÉDÉS DE RÉSECTION COSTALE

CHAPITRE PREMIER.

Historique et Procédés opératoires.

L'histoire de l'opération d'Estlander, de ses indications et contre-indications n'est plus à faire : ce serait donc nous exposer à des redites bien inutiles et bien ennuyeuses que de la reprendre en entier.

Nous nous bornerons donc, au point de vue auquel nous nous sommes placé, à exposer la succession des différents *procédés opératoires* employés depuis Estlander et ses précurseurs dans un but thoracoplastique.

L'étude historique, que nous avons été amené à faire, nous a permis de retrouver l'idée de la thoracoplastie postérieure déjà en germe dans plusieurs travaux ; mais aucun de ces auteurs n'a formulé, ni surtout appliqué, cette opération d'une façon précise.

La thoracoplastie est admirablement définie par Polaillon : « C'est une opération qui consiste à diminuer par une résection costale la rigidité de la paroi thoracique, afin de guérir certains empyèmes chroniques par l'adhésion de cette paroi à la surface du poumon. »

Si, depuis un temps immémorial, on a enlevé une côte pour faciliter l'ouverture d'un empyème, c'est Simon (de Heidelberg) qui, le premier en 1869, a coupé plusieurs côtes dans le but d'affaisser le thorax. Ses travaux sont restés longtemps inconnus.

En 1875, Gayet et Létiévant résèquent deux ou trois côtes, et communiquent leur travail à la *Société de Chirurgie*.

Létiévant avait bien vu les bons effets qu'on pouvait attendre de la résection, car il dit dans son mémoire : « La formation, par résection des côtes, d'une fenêtre à la paroi thoracique, a dans cette circonstance non seulement favorisé le libre écoulement du pus, et facilité les injections détersives ou autres, mais encore elle a aidé au rapprochement des parois de la cavité purulente en rétractant fortement à ce niveau la paroi costale. A ce dernier point de vue, cette pratique est un acheminement dans la voie où conduit l'idée de la mobilisation des parois thoraciques en pareille circonstance; nul doute que si cette mobilisation était possible, sans trop de danger, soit par fracture, soit par section des côtes, elle ne permit un accolement plus facile des parois du foyer, qui ne seraient plus alors maintenues absolument écartées l'une de l'autre. La paroi thoracique devenue souple s'affaisserait et irait à la rencontre de la surface du poumon, tendant lui-même à se dilater, sans cependant le faire assez pour remplir exactement la cage thoracique. » Voilà l'idée fondamentale, qui a depuis guidé la main de tous les opérateurs.

En 1876, Peytavy publie dans les mêmes idées un article sur le traitement radical de l'empyème.

En 1878, Schneider fait une résection très étendue.

C'est en 1879 que parut le premier mémoire d'Estlander dans la *Revue mensuelle de Médecine et de Chirurgie.*

Comme tous ses prédécesseurs, il opère sur la paroi latérale du thorax, où il trouve les côtes plus accessibles. Il n'avait pas connu leurs travaux.

Après s'être rendu compte de la situation et des dimensions de la cavité, il fait une série d'incisions parallèles aux côtes, sur les espaces intercostaux, de façon, en faisant glisser la peau, à extirper deux côtes par une seule incision ; il n'enlevait d'ordinaire que des segments peu étendus de côtes. Un certain nombre de ses malades ont cependant guéri.

La même année, M. de Cérenville, de Lausanne, faisait aussi la résection costale pour « obtenir l'accolement des deux feuillets de la plèvre, et permettre de modifier la surface suppurante ».

On lui doit une des meilleures études des différents points où doit porter la résection. Son mémoire ne parut qu'en 1886. Il a opéré sur la région costale antérieure, mais surtout pour atteindre le poumon, et faire la *pneumotomie*, mais non pour obtenir un aplatissement qui serait, en effet, presque nul. Il a fait plusieurs résections costales antérieures. Dans un cas même, il a enlevé l'extrémité antérieure de la première côte ; mais l'opération est si difficile qu'il ne conseille à personne de la recommencer. Pour enlever l'extrémité chondrale des seconde et troisième côtes, il conseille de faire entre elles une incision parallèle aux côtes, et partant aux fibres du grand et du petit pectoral qui ont à ce niveau la même direction. Pour les autres côtes, les fibres du pectoral étant très obliques, on est obligé de les couper; peu importe alors le choix de l'incision.

Toutes ces opérations, pour de Cérenville, *n'ont pas de but thoracoplastique, les côtes fixées en arrière ne pouvant céder qu'à peine.* Nous prenons bonne note de cette déclaration.

De Cérenville a opéré sur la paroi latérale, exactement comme ses prédécesseurs. Passons. Il est, au contraire, le premier à avoir vu la possibilité de la section costale postérieure. Mais il trouve l'opération difficile, le bistouri devant trancher plusieurs plans musculaires superposés; les côtes sont plus épaisses et plus résistantes (?) (il ne dit pas qu'étant arrondies elles sont moins hautes, et que l'espace intercostal y gagne : au contraire il le dit plus petit); la région — et c'est vrai — est plus vasculaire. Les premières côtes sont recouvertes par l'omoplate; (cela est vrai pour une résection très étendue), mais on peut l'écarter, en tirant l'épaule en avant et en haut. L'omoplate, d'après lui, ne laisse libres que les cinq dernières côtes. Le champ est donc limité par la masse sacro-lombaire, l'angle de l'omoplate, la ligne axillaire postérieure, et en bas le dixième espace, les deux dernières côtes ne se coupant que pour atteindre le rein, car, le diaphragme s'appliquant sur elles, la cavité thoracique ne gagnerait rien à leur section.

Nous croyons que de Cérenville ne coupait pas vraiment la dernière portion des côtes, de l'articulation transversaire à l'angle, mais bien plutôt l'angle de la côte et plutôt en dehors de lui.

Plusieurs observations sont publiées, les années suivantes, par Weiss, de Nancy, en 1881 ; Poncet, à Lyon ; Bouilly, à Paris ; Leentz, à Strasbourg, en 1882, — tous employant le procédé d'Estlander.

En 1883, M. Berger fait à la Société de Chirurgie un rapport sur cinq nouvelles opérations d'Estlander. Dans toutes, on a fait l'Estlander pur, enlevant de petits fragments osseux. Dans l'un des cas, l'aplatissement, mesuré, a été de 7 centimètres. Pour M. Berger : « Dans bien des cas, l'absence de guérison a vraisemblablement tenu à la timidité du chirurgien, ou à son inexpérience de l'opération qu'il devait pratiquer. » C'est à cette timidité qu'on a dû parfois d'être obligé de réséquer deux fois le même malade. « Il s'agit de venir en aide au travail qui amène le retrait graduel de la cavité suppurante et l'occlusion des fistules consécutives à l'incision de l'empyème. Le retrait est limité à la forme et à la résistance des arcs costaux. Pour permettre le retrait de la plèvre, en supprimant la résistance de la charpente osseuse de la poitrine, on peut agir de deux façons : ou supprimer une assez grande longueur de l'une ou de deux côtes qui correspondent au foyer purulent, et faire ainsi une résection étendue en circonférence ; ou l'on peut répartir l'action chirurgicale sur toute la surface dont on veut produire l'affaissement, et réséquer un plus grand nombre de côtes sur une longueur moins considérable. (Le premier mode, dit-il, est justement abandonné). On a donc recours à l'ablation de segments de côtes assez multipliés, d'autant plus longs que la côte à laquelle ils appartiennent est située plus près de la partie moyenne du foyer, d'autant plus courts qu'on se rapproche davantage de ses limites supérieure et inférieure. La forme générale de la perte de substance créée par l'opération à la charpente du thorax est donc celle d'un ovale irrégulier. »

M. Berger préconise en principe la résection *latérale*, pour « éviter d'avoir à traverser les muscles larges, grand pectoral et grand dorsal. De plus, la résection, laissant en avant et en arrière d'elle des portions à peu près égales de chaque côte intéressée, leur permettra de s'infléchir également vers le fond de la cavité sous la traction des adhérences(?) ».

M. Berger recommande une *très large résection*, pour ne pas être obligé d'y revenir : ce qui épuise les malades, d'autant qu'une rapide régénération osseuse crée au manuel opératoire de grandes difficultés.

« Peut-on, dit-il, pour favoriser l'affaissement, après avoir réséqué une certaine longueur de côtes au niveau du foyer, pratiquer, ainsi que Wagner le propose, une troisième section plus en arrière sur chaque arc costal, de manière à déterminer la formation de fragments mobiles qui puissent s'enfoncer vers l'intérieur de la poitrine ? Cette conduite n'a, jusqu'à présent, pas été suivie; elle ne me paraît pas exempte d'inconvénients, la section postérieure devant être faite au milieu des muscles larges du dos, et de plus en un endroit où la présence d'adhérences pleurales serait peut-être moins sûre (?). Elle doit en tout état de cause être réservée pour les cas rebelles où la résection simple se serait montrée inefficace. »

M. Berger n'attache, avec raison, pas grande importance à la forme de l'incision ; il donne l'excellent conseil, pour faciliter l'ablation de la côte, après l'avoir dénudée complètement à sa partie moyenne, de la sectionner en ce point, puis de relever peu à peu chacun des bouts, en achevant, avec une bien plus grande facilité, de la détacher de son périoste, on peut alors aisément trancher chacune de ses extrémités au point désiré.

Le traitement consécutif de la plèvre elle-même ne nous intéresse pas.

Il conseille, avec le pansement, d'établir sur la paroi une compression élastique suffisante, tout en étant très douce.

M. L.-Championnière, à la Société de Chirurgie de 1884, trouve « qu'il s'agit là d'une opération *effrayante d'aspect*, lorsqu'on n'en a pas l'habitude; il semble que l'on désosse son malade, et malgré soi on s'arrête trop tôt ». C'était pourtant, de l'avis des chirurgiens de cette époque, la cause de la plupart des insuccès.

M. L.-Championnière se plaint que son grand lambeau ne s'est pas récollé, et a suppuré.

M. Monod, dans la même séance, fait remarquer que souvent, dès la troisième semaine, la régénération osseuse se fait et arrête définitivement l'aplatissement.

Dans une séance ultérieure de la même année, M. Berger relate un cas de cavité telle que le « désossement presque complet du thorax n'aurait pu suffire à la combler. »

M. Eugène Bœckel cite, dans la *Gazette médicale de Strasbourg* de 1886, une observation intéressante à notre point de vue. Son malade avait d'avance, du fait de sa pleurésie, le côté déprimé à gauche; son demi-périmètre droit mesurait 51 centimètres, le gauche 42.

Après avoir fait une résection très large, il trouva la plèvre si épaissie qu'il l'incisa en croix pour lui permettre de s'affaisser; la cavité pleurale fut ainsi si largement ouverte qu'il avait le cœur sous la main.

M. Bœckel a pris, après guérison, le contour du thorax avec une lame de plomb (*Fig.* 1); mais nous ignorons comment il a procédé : il ne le dit pas dans son mémoire.

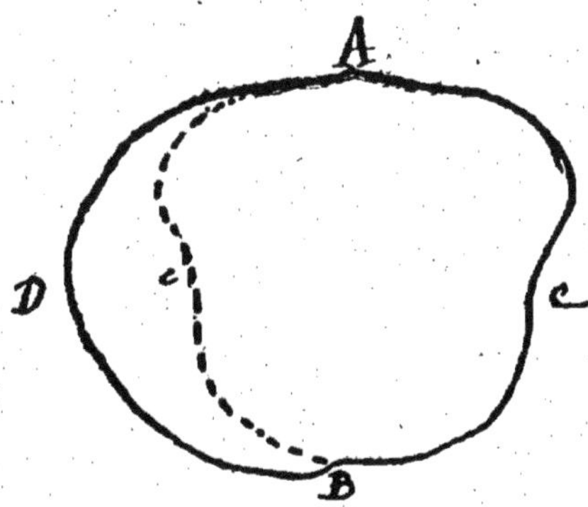

Fig. 1. — Périmètre thoracique de l'opéré de M. Bœckel. — *Légende* : A, colonne vertébrale; B, sternum; C, côté gauche; c, côté gauche reporté; D, côté droit.

La partie la plus originale de son opération consiste dans l'incision en croix de la paroi, formant quatre lambeaux qui retombent dans la cavité, et la compression du tout avec une grosse éponge.

Lui aussi critique les résections trop parcimonieuses

et ajoute : « Il faut enlever les côtes aussi en arrière que possible, car c'est vers leur articulation vertébrale qu'elles se touchent et s'imbriquent le plus fortement (?). Sans doute, en reportant l'incision en arrière, on a des plans musculaires plus épais à traverser; on est obligé de diviser le grand dorsal, outre le grand dentelé; mais, avec mon incision en L, on ne les coupe qu'une seule fois et on peut aller jusqu'au voisinage de l'angle des côtes.

« Il est évident que le principe de la résection costale postérieure ne s'applique qu'aux côtes inférieures, de la neuvième à la cinquième; plus haut on en serait empêché (?) par la présence de l'omoplate, et l'on ne peut enlever que des portions comprises entre la ligne axillaire et la ligne mamillaire. »

M. Bœckel, donc, ne songe qu'à *approcher*, par le côté, de l'angle des côtes, mais non à opérer entre lui et la vertèbre.

Nous revenons encore au remarquable mémoire (paru en 1886) de M. de Cérenville. Pour lui, les *mesures* du thorax sont très difficiles à prendre exactement, les repères changeant de place, car avant même l'opération le rétrécissement du thorax s'opère « par le rapprochement des côtes, la déviation du sternum du côté sain, et la scoliose vertébrale; les résultats après l'opération sont ensuite faussés en sens inverse par de l'embonpoint ou de l'atrophie, et les côtes se régénèrent d'une façon définitive ».

Les muscles coupés reprennent à merveille, sans laisser d'impotence. M. de Cérenville cite des exemples à l'appui : « Dans une résection pratiquée à la région antérieure, le grand pectoral dut être sectionné verticalement, dans une grande partie de sa largeur, puis décollé; les extrémités ne furent pas affrontées. Il ne resta pas la moindre faiblesse dans les mouvements d'adduction du bras, et le muscle lésé parut avoir repris toute sa vigueur au bout de quatre mois.

« Il en a été de même pour deux opérés chez qui la moitié supérieure du même muscle a été traversée en largeur, et le petit pectoral décollé ; ni l'un ni l'autre n'ont conservé de gêne des mouvements d'adduction. J'ai coupé en travers toute la moitié externe de la masse du long dorsal sans inconvénient ultérieur. Les lésions du grand dentelé et du grand dorsal ont été seulement partielles; rien d'étonnant à ce qu'elles n'aient pas eu de conséquences. »

Dans sa thèse de 1886, Apard est peu favorable aux grands Estlander. Il cite une opération où M. Delorme a réséqué les deux premières côtes, hardiesse opératoire peu à imiter, d'autant qu'elle n'a donné à son auteur aucun résultat, même sur le cadavre, et que la veine sous-clavière du cadavre a été crevée. Pour les réséquer en avant, il a détaché le grand et le petit pectoral, et coupé une bonne partie du grand dorsal. Il a coupé *neuf* côtes sur une longueur de 12 à 16 centimètres, sauf la deuxième, 9, et la première 2 centimètres.

Le malade a eu du choc : l'opération était assez grave pour cela.

Il en conclut que dans les cas de cavités très vastes, les résections thoracoplastiques les plus étendues ne sont pas suffisantes pour amener la guérison, et ne peuvent que contribuer à affaiblir le malade.

L'année 1888 est féconde en travaux sur la thoracoplastie. M. Bouveret publie son important Traité de l'Empyème, et le Congrès de Chirurgie met à l'ordre du jour le traitement des pleurésies purulentes.

M. Bouveret cite au long des travaux de M. de Cérenville sur le choix de la région à opérer ; il ajoute que les empyèmes partiels enkystés sont plus communs en arrière, et les résections costales postérieures plus fréquentes que les antérieures ; mais il ne dit pas si l'on est allé jusqu'à l'articulation transverso-costale : il est probable qu'on a à peine dépassé l'angle des côtes.

La région latérale est donc le lieu d'élection pour M. Bouveret, car il se rallie entièrement aux conclusions de M. de Cérenville. Le muscle grand dentelé est seul sur les côtes (mais il s'y insère, et il faut lui faire des incicions multiples pour arriver sur chaque côte, et ses nerfs risquent beaucoup d'être fortement endommagés).

La région est limitée par le grand pectoral en avant, et le grand dorsal en arrière.

Nous trouvons dans Bouveret une phrase qui est la clef du problème : « La résistance de l'arc costal est plus prononcée dans la moitié postérieure que dans la moitié antérieure ; la mobilisation sera donc plus complète si la résection est pratiquée plutôt en arrière qu'en avant du milieu de cet arc costal. » Et il préconise pourtant la région latérale !

M. Bouveret consacre un long article à la description et à la critique des diverses incisions du thorax : incisions parallèles et multiples d'Estlander; lambeaux de formes variées, simples ou multiples, en H ou en battants de porte; passons: toutes produisent de grands délabrements. On en revient en général aux incisions d'Estlander, dont les incisions parallèles donnent une guérison plus sûre et plus rapide, et surtout celles d'entre elles qui ne touchent pas aux fistules se réunissent souvent par première intention, sans s'infecter; les délabrements dans la profondeur sont beaucoup moins grands, point bien plus important que la plus ou moins grande étendue des incisions cutanées.

M. Bouveret cite des faits où, sous l'influence de la compression, l'extrémité des côtes coupées avait ulcéré la peau. La régénération osseuse a, dans bien des cas, empêché l'aplatissement d'être ce qu'on désirait; aussi discute-t-il les inconvénients de la résection sous-périostée, nouveau grief contre l'ancienne méthode.

Pour mobiliser la paroi, la résection porte d'ordinaire sur les côtes moyennes, 4, 5, 6, 7 et 8; il conseille avec raison de ne toucher ni aux deux premières, ni aux deux dernières. Eugène Bœckel a pourtant réséqué la 1re et la 3e côtes par derrière; il ajoute que rien n'empêcherait d'agir de même dans l'empyème chronique, si la cavité s'étendait jusque-là. Bœckel ne connait pas d'opération où cela ait été fait.

La résection de la 11e côte étant inutile, celle des deux premières très dangereuse, M. Bouveret conseille de n'opérer que les côtes moyennes; on enlève d'ordinaire des fragments de cinq à neuf côtes. Il conseille de couper les dernières côtes, *surtout en arrière.*

Il faut proportionner la résection aux dimensions de la cavité : « Mieux vaut une résection trop étendue qu'une résection parcimonieuse, à peine suffisante; on résèque couramment 18 à 20 centimètres des dernières côtes; la résection doit être d'autant plus grande que la cavité est plus large et plus profonde, et encore on a souvent des insuccès. »

Il faut tenir grand compte de l'état de la plèvre, et la traiter et gratter comme il convient.

L'affaissement de la paroi est dû à deux causes : les deux bouts de la côte se rapprochent (le postérieur bien peu! Bouveret le dit d'ailleurs) ; c'est surtout la transformation de la paroi désossée qui produit l'aplatissement; elle devient analogue à la paroi abdominale ; et de plus, n'étant pas formée comme elle de plans musculaires réguliers, elle peut un peu s'enforcer (oui, mais elle est toujours tendue à chaque bout par les extrémités costales, comme une toile entre deux tringles de bois; elle peut donc bien peu bomber en dedans!).

L'affaissement immédiat est ensuite complété par la rétraction de la plèvre *bien traitée;* il est toujours arrêté par la régénération osseuse.

M. Bouveret dit avec raison que de telles opérations font de grands délabrements de la paroi.

Il ajoute : « Dans les cas de cavité très vaste, et pour augmenter encore la mobilisation de la paroi thoracique, quelques chirurgiens, parmi lesquels Wagner et Reverdin, ont conseillé de pratiquer la costotomie postérieure, c'est-à-dire de sectionner les côtes, déjà réséquées sur la paroi latérale, en arrière *vers l'angle postérieur*, entre la colonne vertébrale et le bord spinal de l'omoplate. Jusqu'à présent il n'existe, dit toujours Bouveret, aucune opération dans laquelle on ait pratiqué ce complément de la résection costale. D'ailleurs cette section postérieure des côtes présenterait de grandes difficultés; il faudrait pour atteindre les côtes en arrière traverser plusieurs plans musculaires. » Crainte chimérique, car on suturerait facilement ces muscles.

Le reste de l'opération, grattage, curage, tamponnement, excision de la plèvre, a fait l'objet d'un assez grand nombre de travaux importants pour que nous n'insistions pas ; ce serait du superflu.

La suture est compliquée et difficile dans les cas où on a fait de larges lambeaux ; le drainage bien fait a une grande importance ; le pansement doit être mollement compressif.

M. Bouveret avoue qu'au point de vue de l'affaissement obtenu, bien peu d'observations renferment des mensurations et des notations précises ; il y a un premier affaissement immédiat, puis un nouveau, secondaire à la rétraction de la plèvre bien traitée : il se manifeste souvent au bout de 15 à 20 jours.

On n'a guère eu jusqu'ici recours pour l'évaluer qu'à la mensuration du périmètre thoracique (il est bon de marquer la ligne médiane du sternum par un trait au nitrate d'argent, car cet os est rejeté de côté); en général la différence entre les deux côtés n'a guère été que de quelques centimètres.

Dans les cas de grand aplatissement, on cite, après guérison, des faits de retour vers l'état normal.

La guérison étant obtenue, il reste des *infirmités* imputables à l'opération et qu'il faut maintenant traiter. « Les muscles de l'épaule, dit Bouveret, de la paroi thoracique, et quelquefois même du bras, sont plus ou moins atrophiés, ce qui rend les mouvements faibles et incertains et peut contribuer à diminuer l'amplitude des mouvements respiratoires du côté malade.

« La rétraction du thorax est souvent accompagnée d'une déviation scoliotique appréciable; ces déformations du thorax et du rachis ne sont pas irrémédiables, et il n'est pas rare de voir, au bout de plusieurs mois ou de quelques années, le rachis se redresser et le thorax reprendre ses dimensions normales. » On doit aider à ce mouvement de réparation salutaire, qui accroît la capacité respiratoire, à l'aide d'inspirations d'air comprimé et de gymnastique respiratoire; les bruits vésiculaires reviennent sous cette influence dans le poumon malade.

Au *Congrès de Chirurgie* de 1888, dans la séance du 16 mars, un grand nombre d'orateurs sont venus à la tribune traiter de la thoracoplastie.

M. Eugène Bœckel (dans sa communication au Congrès de Chirurgie de 1888, p. 206) dit : « On constate que le poumon est collé dans la gouttière costo-vertébrale et que l'obstacle à la guérison réside dans l'arc costal postérieur, c'est-à-dire dans les côtes qui sont situées sous l'omoplate, et principalement dans la portion de ces côtes comprise entre le bord spinal de l'omoplate et les vertèbres, ou, si l'on veut, dans la partie correspondant à l'angle des côtes. C'est par conséquent sur cette région que devra porter la résection : la présence de muscles épais, la saillie de l'angle inférieur de l'omoplate rendront certainement l'opération plus difficile en ce point ; mais cette difficulté sera *largement compensée* par le résultat que l'on obtiendra. »

Phrase importante, qui contient *tout!*, et est cependant restée sans application.

A l'appui, M. Bœckel présente deux observations (VIII

et IX), où il a enlevé le segment postérieur des côtes après résection de l'angle inférieur de l'omoplate; mais, imbu des idées de ses prédécesseurs, il n'a pu s'en affranchir, et a en même temps réséqué toute la paroi latérale en faisant une *immense* incision courbe partant du mamelon pour aboutir jusqu'à l'angle inférieur de l'omoplate.

Ses successeurs ont donc abandonné son procédé, trop difficile et produisant de trop grands délabrements.

Dans sa neuvième observation, sur un malade déjà opéré deux fois par les procédés ordinaires, M. Bœckel a fait une troisième résection *en arrière*, en dépassant l'angle de ces côtes ; l'aplatissement désiré fut obtenu; l'opération avait eu lieu le 24 mars et le malade sortit guéri le 30 juin.

Cette observation ne prouve rien, car il n'a fait là qu'un complément de la thoracoplastie latérale, ce n'est pas une thoracoplastie postérieure pure.

Thiriar a opéré une fois dans le voisinage de la colonne vertébrale, guidé par le lieu de la collection; mais il n'y attache pas d'importance: il règle sa résection sur le *lieu de la collection*.

Delorme a mesuré de *beaux squelettes*, mais seulement dans la région latérale; il trouve l'opération (ordinaire) mécaniquement insuffisante pour les cavités grandes et même moyennes; il propose pour y remédier l'incision de toute la paroi, en ne suturant que la peau.

Bouilly présente au Congrès des opérés de plusieurs années, auxquels il a toujours fait la résection latérale; il trouve les très grandes cavités inopérables, comme demandant une trop grande résection, et les grandes opérables; mais que, lorsque la cavité siège du côté de l'angle des côtes, le cas est défavorable; et que, chez les adultes, c'est une cause presque inévitable d'insuccès. Le succès peut être plus facilement obtenu dans ce cas chez les sujets jeunes (dont le segment postérieur des côtes a encore assez d'élasticité pour plier).

Ollier conseille de faire chez les enfants de petites excisions; grâce à l'élasticité du thorax, la paroi s'affaisse aisément, et les très grandes résections entraineraient de graves inconvénients immédiats et éloignés, entre autres des courbures irrémédiables de la colonne vertébrale; chez les adultes, on peut se permettre de larges désossements (latéraux toujours). Chez les enfants, il conseille d'enlever une partie du périoste, la régénération osseuse se faisant trop vite, étant trop étendue et trop solide.

Dubreuil préconise un procédé assez original de compression élastique pour des résections peu étendues (*Gazette médicale de Paris*, 1888).

Il applique un appareil plâtré de Sayre, fenêtré au niveau de la résection, qu'il comprime avec de l'ouate et des bandes élastiques, prenant point d'appui sur le plâtre; la pression localisée seulement au point voulu est ainsi très bien supportée; en changeant le pansement, il aspire le pus de la fistule avec une ventouse.

Nous croyions trouver dans un article de M. Walther (Société anatomique, 1888) des indications ayant trait à la résection costale postérieure; mais il ne parle que d'une simple incision pleurotomique entre l'angle des côtes inférieures et l'une des vertèbres correspondantes, dans le but d'inciser le point le plus déclive, et de mieux drainer la plèvre.

M. Quénu, dans une communication à l'Académie de Médecine en 1892 (rapport de Verneuil), a proposé un nouveau procédé de résection des côtes, pour lequel, selon lui, le nom de thoracoplastie convient bien mieux que pour le procédé ordinaire d'Estlander; ce procédé a d'ailleurs fait la même année l'objet de la thèse de Cultru.

« On fait une première incision postérieure, verticale, de 15 centimètres, qui suit le bord axillaire de l'omoplate, passe entre les fibres du grand dorsal qu'elle intéresse à peine, et sectionne, au contraire, le grand dentelé perpendiculairement à son axe. Avec le costotome de Farabeuf, on coupe de bas en haut les 4e, 5e, 6e, 7e, 8e, 9e et 10e côtes.

« Deuxième incision verticale, antérieure, passant en arrière du mamelon, intéressant le bord inférieur du grand pectoral, et découvrant les digitations du grand dentelé et les côtes. Six de ces dernières, les 3e, 4e, 5e, 6e, 7e et 8e, sont divisées, et toutes sont ensuite réséquées en avant et en arrière dans l'étendue de 15 à 20 millimètres. Dès lors le lambeau thoracique se déprime facilement sous la pression simple et modérée de la main. »

Une troisième incision horizontale sert au drainage.

Comme l'a fait remarquer Verneuil, ce procédé a, sur les anciennes méthodes, l'avantage de la simplicité : incisions linéaires, plus de grands lambeaux sans vie, résection de 1 1/2 à 2 centimètres à chaque bout des côtes, le segment moyen conservant son intégrité et sa vitalité. Le choc opératoire est forcément moins grand.

Dans un second cas, Quénu a fait l'incision postérieure entre le bord spinal de l'omoplate et les vertèbres; mais il ne parait pas y attacher grande importance.

Verneuil rappelle que l'idée première avait déjà été donnée en 1881 par Wagner : « Pour rendre la mobilité encore plus complète, on peut réséquer de ces mêmes côtes, à deux points différents, le plus rapproché possible de la colonne vertébrale et du sternum, de petits morceaux longs de 2 centimètres environ, de manière que la partie de côte siégeant dans l'intervalle, complètement libérée de ses connexions osseuses, peut s'enfoncer peu à peu en dedans.

« Ce dernier résultat peut être favorisé par un bandage compressif, appliqué sur la portion mobile de la paroi thoracique. »

Verneuil ajoute : « Dans le procédé de M. Quénu, on ne mobilise que la partie moyenne des arcs costaux, dont on forme un lambeau large de 15 à 16 centimètres en moyenne, à grand axe vertical, et dont le refoulement en dedans crée sur la paroi latérale de la poitrine une dépression concave de haut en bas, la partie la plus creuse répondant à la 6e côte.

« Dans le procédé allemand, les arcs costaux sont raccourcis sans doute, mais conservent intacte la convexité de leur partie moyenne. Si l'on me permettait une comparaison entre la paroi costale et l'arche d'un pont, je dirais que dans le procédé français cette arche s'affaisse par son milieu, de façon que sa concavité devient plane, et même convexe pour aller jusqu'à la rencontre de l'eau, tandis que dans le procédé allemand les piles seules du pont sont raccourcies, et le tablier descend sans changer de forme.

« Rien n'indique que le procédé de Wagner ait été mis en usage ; en tout cas, il est trop défectueux pour en recommander l'usage. M. Quénu, n'ayant connu que dans ces temps derniers le vrai procédé de Wagner, ne l'a point cité dans sa communication académique ; mais il l'a répété à l'amphithéâtre et l'a rejeté en connaissance de cause. »

Ajoutons, d'après Cultru, qu'après la première opération de Quénu, le malade était guéri au bout de 40 jours, le côté droit notablement affaissé. Le segment mobilisé par les deux incisions verticales rencontrait l'antérieur à *angle droit ;* les incisions s'étaient un peu rapprochées et raccourcies. Ce procédé donne une résection costale bien moins étendue que les autres, et un affaissement plus grand ; les incisions sont déjà bien plus simples.

Cultru dit encore : « La mobilisation étant faite par deux incisions très éloignées l'une de l'autre, l'arc costal interposé conserve sa courbure ; la concavité qu'il délimite empêche l'effacement complet, et l'abaissement est des plus minimes. Si dans ces cas, aux deux incisions verticales précédentes, on en ajoute une troisième, sur la ligne axillaire, par exemple, on réalise le redressement de la courbure costale ; on obtient alors, non plus un seul panneau mobile, mais deux panneaux dont l'enfoncement est possible et des plus efficaces. »

Cette idée de Cultru, que je sache, n'a pas été appliquée sur le vivant.

M. Jaboulay (*Province médicale*, Lyon, 1893) propose la désternalisation des côtes pour aplatir le thorax. « Lorsqu'on détache sur le cadavre les cartilages costaux de leurs insertions au sternum, ou que plus simplement on coupe ceux-ci vers leur milieu, du premier au septième, on voit le côté de la cage thoracique correspondant aux cartilages costaux sectionnés s'aplatir, surtout à la partie postérieure, se rétrécir transversalement, et l'extrémité antérieure des côtes se porter en dedans, vers la ligne médiane, et en avant du sternum. »

Il propose même la désternalisation bilatérale, « ou la résection *du sternum* (!!!), préférable à la résection d'un grand nombre de côtes, qui, dans les cas invétérés graves, ne peut donner que des insuccès. Quand on enlève une côte, on affaisse transversalement, et suivant seulement la hauteur de cette côte, et d'une partie des espaces intercostaux sus et sous-jacents, et on diminue d'autant la hauteur du côté du thorax. Donc, pour affaisser complètement une cavité thoracique, il faudrait enlever toutes les côtes ».

Henri Delagénière, en 1894, dans un article des *Archives provinciales de Chirurgie*, propose un Estlander ordinaire latéral peu élevé, étendu seulement de la 6e à la 9e côte inclusivement, pour effacer le cul-de-sac costo-diaphragmatique latéral, qui selon lui est le point le plus déclive de la plèvre (quand le malade est assis ou debout; mais non, quand il est couché !). Il compte bien plus sur le poumon, pour combler le vide, que sur la paroi. Aussi cherche-t-il « à lui donner à remplir une cavité toujours vide de pus, et présentant le moins d'anfractuosités possible; autrement dit, à supprimer le cul-de-sac costo-diaphragmatique, et à drainer la plèvre dans ce cul-de-sac même, puisqu'il est la partie la plus déclive de la cavité thoracique ».

Sans s'occuper du siège de la cavité à combler, il s'attaque donc toujours aux côtes inférieures. Si l'on a affaire à une lésion postérieure, il faut faire l'incision postérieure au niveau de l'angle des côtes, à quatre travers de doigt des apophyses épineuses. »

« On sectionne les côtes, et on les résèque sur une petite étendue ; puis on les écarte fortement en dehors ; l'ouverture de la plèvre permet d'établir le siège exact de la lésion ; on se donne alors du jour en réséquant une longueur variable des côtes; puis on procède à la résection latérale des 7e, 8e et 9e côtes, pour éviter les complications pleurales. »

H. Delagénière trace son incision cutanée de la façon suivante : « Au point d'intersection de la ligne axillaire postérieure et de la 8e côte, nous pratiquons une incision profonde comprenant la peau et le périoste de la face externe de la 8e côte. Nous prolongeons cette incision en avant jusqu'au point où le trajet régulièrement oblique descendant de la côte paraitra changer de direction, et devenir ascendant. Cette incision mesurera environ 18 centimètres de longueur chez un homme de taille moyenne.

« Aux deux extrémités de cette première incision, nous en ferons deux autres ascendantes. Une postérieure, suivant exactement le trajet de la ligne axillaire postérieure, et une antérieure, parallèle à cette dernière. Le lambeau, circonscrit par cette vaste incision en U, sera rapidement détaché en rasant la face externe des côtes et des espaces intercostaux, puis relevé en haut en pivotant sur sa base adhérente.

« La face externe des 8e, 7e et 6e côtes est donc mise à nu. Pour réséquer ces côtes, on s'y prendra de la façon suivante. Le périoste sera incisé sur la face externe de la côte, sur toute l'étendue dénudée de cette dernière. Avec une rugine, on décollera avec soin le périoste de la face interne, dans une toute petite étendue seulement, pour permettre l'introduction du costotome. On coupera ensuite la côte en ce point avec cet instrument; puis on saisira la côte sectionnée avec un davier, et on pratiquera avec une rugine un décollement très rapide et très facile du périoste de la face interne. Ce décollement se prolongera en avant jusqu'à l'insertion du cartilage. Là, la côte sera facilement enlevée par un mouvement de torsion.

« L'extraction de la 7e et de la 6e côte se fera exactement de la même façon. Si celle de la 9e devient nécessaire, il suffira de récliner en bas la lèvre inférieure de la ligne d'incision, et de mettre à nu la face externe de cette côte. »

H. Delagénière, sans tenir compte de la place des fistules, ouvre la plèvre le long du 8e espace, trouvant que c'est là que le drainage est le plus facile. Il permet néanmoins de le faire dans le 7e, et même le 6e. Cette ouverture devra être assez large pour laisser passer la main : « on la commencera en arrière avec le bistouri, et on la prolongera rapidement en avant avec des ciseaux en s'arrêtant au cul-de-sac costo-diaphragmatique, point précis où devra sortir le tube de drainage. »

H. Delagénière prétend que l'ouverture de la plèvre au niveau de la 8e côte permet de drainer le cul-de-sac dans une partie plus déclive que ne le permet en arrière la résection de la 10e côte.

Delorme, au Congrès de Chirurgie de 1888, disait « qu'en portant la résection à des limites extrêmes, près de 20 centimètres, la paroi thoracique venant prendre la position de la corde costale, ne se déprimerait pas à son centre de plus de 3 centimètres dans la cavité de la poitrine, et que le degré de ce retrait oscillerait le plus souvent aux environs de 2 centimètres.

« Or, si l'on admet que la dépression que subit la paroi par la compression exercée sur elle après l'opération ne dépasse guère 1 à 2 centimètres, on peut conclure qu'avec une résection exceptionnellement étendue, effrayante, mais pratiquée d'après les procédés usuels, on ne peut arriver à oblitérer qu'une cavité de 4 à 5 centimètres de profondeur; qu'avec une résection déjà très considérable, dépassant presque les limites qu'on lui donne d'ordinaire, on n'arrive à combler qu'une cavité de 3 centimètres. Il semble ressortir de ces données qu'il n'est pas nécessaire que la cavité soit aussi profonde qu'on le suppose généralement pour que la résection costale se montre insuffisante mécaniquement, quand, ce qui est la règle, le poumon rétracté, inextensible, ne va pas au-devant de la paroi. »

Delorme en conclut qu'il faut, après résection, sectionner verticalement la paroi en deux lambeaux qui se rabattront sur le poumon et se souderont à lui.

En 1894, dans la *Gazette des Hôpitaux*, Delorme a changé d'avis : « D'une façon sommaire, la méthode (nouvelle) consiste : 1° dans l'ouverture large et momentanée du thorax par la formation d'un large volet thoracique ; 2° dans la recherche et l'ablation de la fausse membrane qui encapsule le poumon et le fixe dans la gouttière vertébrale. Le poumon dégagé, le volet est refermé ; il se soude à la paroi à laquelle il se réunit par première intention et l'opéré se guérit de ses sections costales, comme il ferait de fractures de côtes multiples. »

L'ancienne méthode sacrifie le poumon comme perdu à jamais : Delorme veut lui rendre ses fonctions.

« De la troisième côte à la sixième, je traçai, dit-il, un lambeau cutané à base postéro-supérieure adhérente, par une incision représentant les trois côtés d'un rectangle. Ce lambeau, dont la direction était oblique de haut en bas, et d'arrière en avant, suivant celle des côtes, s'étendait de la saillie du bord axillaire de l'omoplate à près de trois travers de doigt du bord latéral gauche du sternum. Ce lambeau fut libéré à ras des côtes, comme dans l'Estlander; puis, à ses limites antérieures, je sectionnai chaque côte avec l'espace intercostal. A mesure que les intercostales étaient coupées, deux pinces hémostatiques étaient mises. En arrière, à la base du lambeau, chaque côte fut réséquée dans l'étendue de 1 cent. 1/2 environ, avec conservation des muscles intercostaux, des vaisseaux et des nerfs. Cela fait, au ras du bord supérieur des côtes limites, je libérai le volet en haut et en bas jusqu'au niveau de sa base ; puis je lui fis faire bascule, je l'ouvris en dehors, et l'intérieur de la cavité thoracique gauche fut ainsi mis largement à découvert. »

Par ce large volet, il put voir au fond de la plèvre, et « sur la paroi intérieure on retrouvait la même couche de fongosités confluentes, recouvrant la même membrane fibroïde, épaisse et résistante. Après avoir mis à nu cette dernière par le curage et des frottements durs avec des compresses, il fut impossible d'établir le siège du poumon, du péricarde et du cœur, tant la membrane était uniforme. »

Après une incision prudente, dans le sinus costo-vertébral, de cette membrane à un centimètre de profondeur, il aperçut le poumon sain « un instant immobile, puis, à un léger effort de toux du malade, il fit brusquement une hernie des dimensions d'un œuf, donnant, avec la preuve de son extensibilité, celle de la valeur probable de l'intervention ».

Le reste de la surface pulmonaire est décortiqué avec les doigts, et bientôt le poumon, « sous l'influence de très légères quintes de toux du malade endormi, se *déplissa brusquement*, comme un poumon d'animal qu'on insuffle; il gonfla, fit hernie, refoulant et recouvrant sa coque, et, dépassant le niveau de la paroi thoracique, il fallut même le contenir avec une compresse ».

Toute la fausse membrane pleurale est ainsi décollée et excisée, et la paroi costale nettoyée à la curette. Le volet est rabattu et fixé par des sutures mollement serrées, le poumon le repoussait même aux efforts de toux.

De nombreuses sutures sont mises sur la peau.

La pleurésie remontait à 8 mois, et l'empyème à 4 mois 1/2.

Delorme signale : « 1° la hernie totale d'un poumon largement mis à découvert (à plusieurs reprises il avait dépassé le niveau de la surface de la brèche étendue laissée par le volet thoracique) ; 2° l'absence de toute congestion, de troubles circulatoires ou respiratoires, lors du développement brusque de ce poumon ; 3° l'influence immédiate et bienfaisante sur la cyanose, constatée dès le retour du poumon gauche à son fonctionnement ; 4° l'absence de tout accident lorsqu'il a dégagé, exprimé les lobes de ce poumon comme une éponge; 5° la facilité extrême avec laquelle il a séparé la coque; 6° l'aspect bien régulier, lisse, tout normal de la surface pulmonaire; 7° l'absence d'un écoulement notable de sang pendant la séparation de la coque ou son excision; 8° la faible hémorrhagie en nappe qui suivit le curage de la plèvre pariétale. »

Il en conclut :

« 1° Qu'il est possible et facile de libérer tout un poumon de la fausse membrane qui l'entoure, alors même que l'opération est faite longtemps après le début de l'empyème;

« 2° Que cette méthode est applicable non seulement à droite, mais aussi à gauche; qu'elle est, de ce côté, sans danger, à condition de libérer d'abord le poumon aussi en arrière que possible;

« 3° Que cette méthode est plus rationnelle et plus conservatrice que celle d'Estlander, et qu'elle doit lui être tout d'abord préférée. En cas de réussite, elle amène l'oblitération de la cavité, en permettant au poumon de reprendre sa place et son fonctionnement. En cas d'insuffisance, le volet thoracique, privé ou non de ses côtes, peut mieux servir à l'effondrement pariétal de la paroi simplement privée de ses côtes et peu dépressible que laisse l'opération d'Estlander. »

Delorme espère avoir bientôt à faire part à l'Académie « de nouveaux succès d'une méthode qui rentre bien dans les traditions de la chirurgie française : Produire le maximum d'effet avec le minimum de dégâts. »

Cela était raconté cinq jours seulement après l'opération, qui avait eu lieu le 20 janvier 1894. Malgré les plus patientes recherches, nous n'avons nulle part trouvé trace des nouvelles de ce malade, et surtout d'opérations analogues, qui auraient pourtant, si elles réussissaient, révolutionné le traitement des pleurésies purulentes, et supprimé même la thoracoplastie. Nous ne pouvons donc mettre ce procédé en ligne de compte, et nous sommes réduit à discuter les moyens les plus capables de produire le plus grand affaissement du thorax, avec le minimum de dégâts possibles.

C'est le 17 novembre 1894 que notre cher Maître, le Pr Boiffin, pratiqua l'opération qui nous a donné l'idée de cette thèse. Le procédé étant nouveau, nous croyons indispensable d'en donner l'observation détaillée.

Qu'on nous pardonne la longueur de cet historique. Nous avons cru utile, pour mieux en discuter la valeur, de condenser tous les préceptes de technique opératoire épars dans les auteurs, et surtout de donner complètement les procédés nouveaux, tels que leur auteur les a décrits.

CHAPITRE II

Observation clinique.

OBSERVATION (1).

M... Henri, 22 ans, menuisier, entré à l'Hôtel-Dieu de Nantes, le 14 février 1894, à la salle 9 d'abord (Service de M. le Dr Kirchberg).

Père bien portant.

Mère morte tuberculeuse, un frère vivant en bonne santé, trois morts en bas âge.

Jusqu'à l'âge de 20 ans, il jouit d'une excellente santé; mais en janvier 1893, il eut une bronchite qui dura 8 *mois;* toux fréquente et intense, hémoptysies, fièvre vespérale, sueurs nocturnes abondantes, tous signes d'une tuberculose commençante.

Pendant que le malade, malgré cet état de mauvaise santé, était à faire son tour de France, comme menuisier, il fut pris tout d'un coup d'un violent point de côté à droite, une dyspnée considérable survint, et le malade fit appeler un médecin qui porta le diagnostic de pleurésie droite, et le fit admettre à l'hôpital de Baugé en Maine-et-Loire.

Là, le malade guérit rapidement; il rentra à Nantes vers le mois d'octobre 1893; mais en novembre il eut une nouvelle poussée aiguë, avec recrudescence des symptômes pleurétiques, et, se sentant gravement malade, il entra à la salle 9 de l'Hôtel-Dieu de Nantes.

Il fut d'abord amélioré par la thérapeutique énergique à

(1) Obligeamment communiquée par notre ami, M. Eugène Joüon, externe du service.

laquelle on le soumit, et fut transféré au mois de juin 1894 à la salle A, dans le service du Dr Bonamy.

A ce moment cependant, il toussait, et présentait un faciès de tuberculeux : visage pâle, un peu amaigri, ongles hippocratiques.

Une nouvelle rechute survint au commencement de l'hiver; il recommença à tousser beaucoup, et à cracher, surtout le matin, avec des efforts de vomissements. Il eut bientôt même de véritables vomiques, que les changements de position augmentaient souvent. Ces vomiques se reproduisaient plusieurs fois dans la journée et dans la nuit, et, après leur rejet, à l'auscultation, on entendait très bien des bruits caverneux en arrière et à droite, au niveau de l'épine de l'omoplate.

Des examens bactériologiques répétés de ses crachats ne décelèrent jamais à cette époque de bacilles tuberculeux; mais on y trouvait de très nombreux pneumocoques et streptocoques, quoique les symptômes plaidaient pour l'infection tuberculeuse.

A la percussion, dans la fosse sus-épineuse droite : matité absolue, pas de vibrations dans la fosse sous-épineuse, sonorité faible, vibrations perceptibles.

La voix est retentissante et chevrotante au niveau du maximum de matité, à la partie supérieure du dos comprise entre le bord spinal de l'omoplate et la crête vertébrale; on y diagnostique donc une caverne à parois épaisses et indurées.

En avant, la sonorité à droite est normale, et on entend les bruits respiratoires.

Rien à gauche.

Le 27 novembre, M. le Dr Bonamy fit voir ce malade à M. Boiffin, en vue d'une intervention capable de tarir ces vomiques qui épuisaient le malade. Cette intervention fut décidée pour le lendemain 28, et le malade fut transporté à la salle 11, dans le service de M. le Pr Joüon, que M. Boiffin suppléait à ce moment.

Le malade fut ausculté très soigneusement avant d'être endormi; les bruits de gargouillement et de caverne étaient surtout nets au niveau de l'épine de l'omoplate droite.

Guidé par ces signes stéthoscopiques, M. Boiffin, assisté de M. Joüon, et en présence de M. Bonamy, résolut de conduire la résection en ce point, mais un peu plus en dedans.

1re *Opération.* — Incision verticale entre le bord spinal de l'omoplate, et la ligne des apophyses épineuses, plus près de l'omoplate pour être en dehors des apophyses transverses masquées par les muscles des gouttières verticales.

On résèque la 2e, la 3e et la 4e côte, chacune sur une longueur de 3 centimètres environ au niveau de leur angle. A ce moment, on fut frappé de la mobilité du fragment antérieur.

On s'avance alors à la recherche de la cavité purulente, débridement au thermo-cautère de la lame pulmonaire qu'on croyait la recouvrir. Après avoir incisé à 5 cent. de profondeur, on ne trouve que du tissu pulmonaire sclérosé. Le doigt, en explorant la cavité ainsi formée, trouve à la partie inférieure une résistance : d'où l'idée que la cavité était au-dessous ; c'est alors que la grosse aiguille de l'aspirateur Potain, enfoncée obliquement dans cette direction, donne issue à du pus. L'aiguille laissée en place sert de conducteur au thermo-cautère, qui ouvre largement la cavité; il en sort un flot de pus, 2 litres environ ; tout fut inondé; la collection devait être interlobaire, car on entendait les bruits pulmonaires à sa surface.

La poche vidée aussi bien que possible, on plaça un gros drain double, pénétrant profondément, et un épais pansement antiseptique fut appliqué.

Les *suites opératoires* furent favorables, la fièvre nulle; le malade respira beaucoup mieux, l'état général se remonta sensiblement, et le malade arriva à manger quatre rations: ce qu'il n'avait pas fait depuis très longtemps.

Le pansement, en raison de l'abondance de la suppuration, était renouvelé deux fois par jour, et à chaque fois, avant de l'appliquer, on renversait le malade en dehors du lit, en donnant à la partie supérieure du corps une position fortement déclive, afin de favoriser la sortie du pus.

Cependant, à cause de l'immobilité de toute la base du thorax, la collection se vidait mal, le goulot étant en haut, et la respiration était encore assez gênée, et on résolut de pratiquer une seconde intervention qui déterminerait, par la résection de plusieurs côtes en arrière, la formation d'un grand volet latéral et antérieur, mobile autour des articulations chondro-sternales.

2ᵉ *Opération.* — Cette nouvelle opération fut pratiquée le 18 *janvier* 1895, par le M. Pʳ Joüon, assisté de M. Boiffin.

On réséqua 7 côtes, dont la 4ᵉ, déjà sectionnée antérieurement, à laquelle on enleva un nouveau fragment. On leur enleva des fragments variant de 4 à 6 centimètres. Cela porta la résection totale à 9 côtes, de la 2ᵉ à la 10ᵉ.

On constata de nouveau et encore plus complètement la facilité de mobilisation de la paroi thoracique. La région fut incisée verticalement dans toute sa hauteur, et on put, par la brèche ainsi faite, explorer très aisément la cavité pleurale.

Suites. — Des sutures musculo-cutanées furent seulement appliquées ; elles craquèrent à l'un des premiers pansements ; l'état général du malade se déprima, et il eut des plaques de sphacèle étendu au niveau de l'épine de l'omoplate droite, et au sacrum.

En raison de l'amélioration passagère qu'il avait eue avant, nous croyons qu'il aurait peut-être été plus prudent d'attendre que l'état général se soit entièrement remonté, pour faire cette intervention dans de meilleures conditions.

Peu après l'opération, l'état général devint très mauvais : l'appétit se perdit, amaigrissement très rapide (le malade était, paraît-il, bien musclé avant), la fièvre et les sueurs revinrent, et quelque temps après l'examen bactériologique des crachats y démontra l'existence de très nombreux bacilles de Koch.

On fit au malade des injections de sérum artificiel, qui le ranimèrent un peu. Il s'améliora un peu et engraissa faiblement.

Actuellement, il est assez affaibli, et ne peut sortir du lit ; il mange peu, sa nutrition est languissante.

Au niveau de la plaie opératoire, les parties molles ont bourgeonné ; mais il ne s'est fait aucune réunion entre les extrémités costales, qui se rapprochent au repos, mais s'écartent dans les mouvements spontanés ou provoqués de l'épaule.

Peut-être y aurait-il lieu, si son état général se remontait assez pour pouvoir la supporter, de faire une troisième intervention destinée à nettoyer à nouveau la cavité pleurale, et *surtout* à suturer solidement les extrémités costales.

L'aplatissement latéral du thorax est très accusé ; nous regrettons de n'avoir pu prendre le tracé de son périmètre thoracique. Comme aspect extérieur, son thorax est identique à celui du sujet photographié par nous (Voir *Fig.* 22, p. 69).

Telle est l'histoire de ce malade.

CHAPITRE III

Critique des différents procédés opératoires.

Nous n'avons, à notre grand regret, qu'un fait, peu encourageant en apparence, pour défendre et même prôner notre nouveau procédé ; nous montrerons en temps et lieu pourquoi il est resté insuffisant, et comment, par des modifications de technique opératoire, on peut en faire un procédé de choix, simple et facile, et donnant le maximum de résultat utile avec le moindre délabrement.

Le but de toutes les opérations thoracoplastiques est de permettre l'accolement du poumon et de la plèvre par l'aplatissement de la paroi thoracique ; c'est là que tendent tous les efforts; il est donc naturel de chercher comment chacun des procédés employés peut y arriver, à quel degré, et quel est son point vicieux.

Qu'on considère attentivement avec nous l'intérieur d'une cage thoracique. Il est facile de s'en rendre compte sur une coupe horizontale passant à la partie moyenne du thorax (*Fig.* 2). On voit immédiatement qu'à la paroi antérieure presque plane succède presque insensiblement une ligne courbe *peu accusée*, formant tout le plan latéral du thorax, et qu'en arrière, à 6 ou 7 centimètres de l'apophyse transverse, la courbe prend brusquement un rayon beaucoup plus petit, pour venir enfin s'articuler avec le sommet d'une apophyse transverse et le corps des deux vertèbres correspondantes. Notons que la côte présente là des attaches solides, un appui ferme, qui ne permet à toute cette portion postérieure que de très petits déplacements de haut en bas, mais non d'avant en arrière; que toute la portion très courbée, au sommet de laquelle est l'angle de la côte, est solide, rigide, et ne peut que très difficilement se

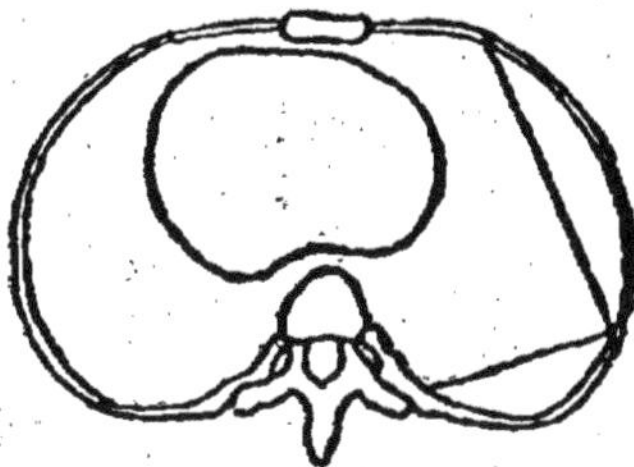

Fig. 2. — Intérieur d'une cage thoracique (coupe horizontale).

laisser déprimer en avant. Nous nous sommes assuré en coupant une côte quelconque à 7 centimètres de la colonne vertébrale que l'extrémité de ce segment postérieur, en raison de ses attaches vertébrales, ne pouvait faire en avant (chez l'adulte) une excursion de plus de 1 cent. 1/2 à 2 centimètres; et encore c'est là un maximum, qu'on ne peut guère lui faire dépasser sans danger de fracture. Il y a donc là un promontoire absolument fixe, contre lequel viendront échouer tous les procédés qui ne sacrifieront pas ce segment postérieur de la côte. Il restera toujours une gouttière costo-vertébrale large, profonde, qui fera le désespoir du chirurgien, quand, pour son malheur, la collection purulente aura été s'y loger. Il y a là un fait anatomique qu'on ne peut nous contester. Nous nous sommes attaché à montrer que bien des auteurs l'ont entrevu, et pourtant n'ont pas eu l'idée si simple de s'attaquer principalement à cet obstacle invincible, si on le laisse.

Traçons donc la corde de ce segment, de l'articulation tranverso-costale à 6 centimètres 1/2 en dehors (*Fig.* 2).

Le reste de la côte forme, sur la plupart des sujets, un arc de *très grand rayon*, souvent même presque plat, comme nous nous en sommes assuré sur un grand nombre de cadavres. Ce n'est qu'en avant, au voisinage de l'articulation chondro-costale, qu'il reprend une légère courbure, le reste de la courbe étant surtout

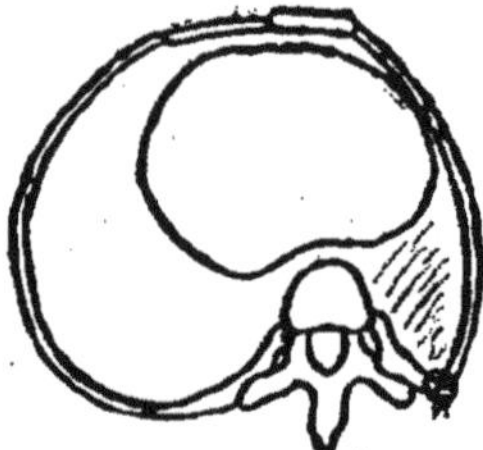

Fig. 3. — Résultat obtenu en sectionnant une côte très près de la colonne vertébrale (*Procédé Boiffin*).

accusé par le cartilage costal lui-même. En effet, libérons complètement une côte, sectionnée en arrière au point sus-indiqué, en lui laissant son attache au cartilage; celui-ci, par son élasticité, se redressera, et emportera tout le segment de côte en dehors ; si au contraire, après avoir réséqué le segment postérieur, nous cherchons à repousser en arrière le segment antérolatéral, nous verrons le cartilage décrire une très petite courbure au voisinage du sternum, et l'extrémité postérieure de la côte coupée arrivera très facilement au contact de l'apophyse tranverse (*Fig.* 3). Si nous répétons la même opération dans la plus grande partie de la hauteur du thorax, nous aurons un aplatissement latéral du thorax *énorme*, bien supérieur à celui que donnent tous les autres procédés. C'est ce que nous allons chercher à démontrer.

Pour cela, nous avons exécuté à l'amphithéâtre, comparativement et consciencieusement, d'après les données de leurs auteurs, tous les différents procédés dont nous avons fait le relevé, et nous avons cherché à vérifier si nos expériences concordaient avec l'étude anatomique, que nous avions faite *a priori*, du degré d'aplatissement qu'ils pouvaient donner.

Il ne nous suffisait pas pour cela de prendre avec un mètre la différence de périmètre thoracique entre le côté opéré et le côté sain ; il nous fallait une preuve plus démonstrative, parlant à la fois à l'esprit et aux yeux. Nous avons alors cherché à obtenir un graphique exact des modifications du contour thoracique sous l'influence de l'opération. Le cyrtomètre de Woilliez eût été parfait pour cette mesure. C'est malheureusement un instrument abandonné aujourd'hui, et il nous a été impossible de nous en procurer. Il nous est alors venu l'idée d'utiliser le principe du conformateur des chapeliers, et nous avons fait fabriquer par un ouvrier un appareil très simple, qui a pleinement répondu au but que nous en attendions (*Fig.* 4).

Une ceinture elliptique en bois est percée de trous horizontaux obliques, espacés à égale distance, et convergeant tous dans chaque moitié vers le foyer correspondant à la partie médiane, vers la ligne qui réunit les deux foyers.

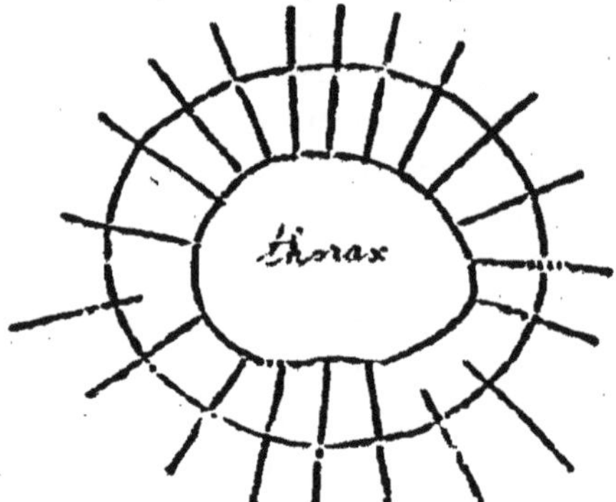

Fig. 4. — Appareil en bois pour mesurer la conformation thoracique.

Dans chacun de ces trous glisse librement une baguette de bois, cylindrique, sauf sur l'un de ses tiers qui est aplati. Pour la fixer au point voulu, on glisse à

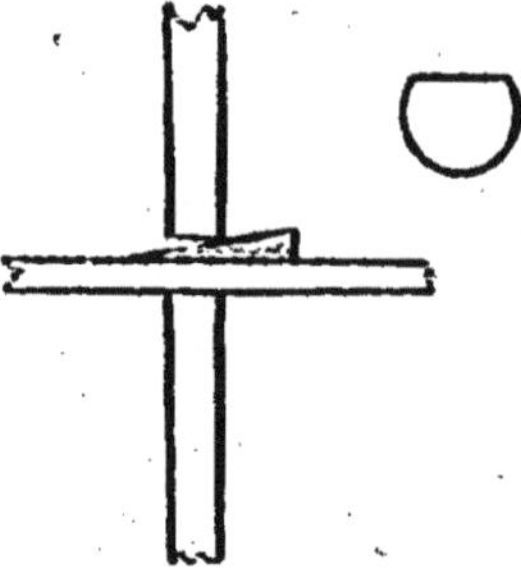

Fig. 5. — Manière de fixer, au point voulu, chaque baguette de l'appareil ci-dessus.

côté d'elle, sur son plat, dans le trou de la ceinture, un coin de forme appropriée, qui la fixe dans la situation qu'on veut bien lui donner (*Fig.* 5).

Quatre pieds verticaux, construits sur le même principe, permettent de placer la ceinture à hauteur voulue autour du thorax d'un sujet maintenu vertical par la suspension.

Il devient alors facile, en amenant simultanément toutes les baguettes au contact de la paroi thoracique du sujet, d'avoir une représentation exacte des différentes formes de cette paroi. Toutes les baguettes étant momentanément fixées, un trait de craie marque le point où elles traversent la ceinture ; elles sont ensuite retirées assez pour pouvoir enlever l'appareil ; celui-ci est alors placé sur un papier à dessin ; et, toutes les baguettes ramenées à la position marquée, la projection de leurs extrémités est notée sur le papier, et tous les points ainsi marqués sont réunis par une courbe continue, qui donne le graphique exact du périmètre thoracique. Il devient ainsi facile d'en apprécier les modifications par l'opération.

Notons en passant que tous les graphiques que nous publions sont d'une scrupuleuse exactitude, car pour éviter les erreurs d'un dessin, nous les avons fait réduire à l'appareil photographique, et décalquer ensuite.

Tous les procédés de résection costale thoracoplastique ont jusqu'ici eu leurs succès et leurs revers, dépendant des conditions spéciales dans lesquelles se trouvaient l'opéré et la région opératoire. Ces considérations anatomiques ne tendent donc pas à prouver que tel ou tel procédé ne peut amener la guérison, mais bien à peser le plus ou moins grand nombre de chances qu'il apporte pour obtenir cet heureux résultat.

1° PROCÉDÉ PRIMITIF D'ESTLANDER.

C'est, il nous semble, celui qui peut nous donner le plus faible résultat ; c'est aussi l'avis actuellement de tous les chirurgiens.

Estlander n'a fait que de petites résections, étendues à quatre ou cinq des côtes moyennes, et à chacune d'elles il n'enlevait guère de segment supérieur à 5 ou 9 centimètres. Il opérait toujours sur la paroi latérale ;

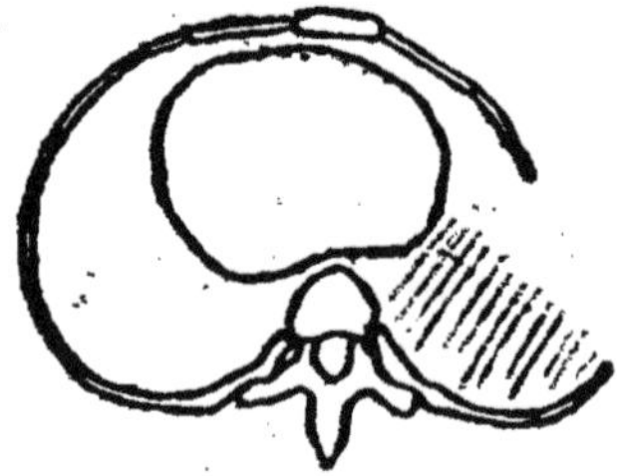

Fig. 6. — Procédé primitif de thoracoplastie d'Estlander.

dans ces conditions le segment antérieur, c'est vrai, peut tourner autour du sternum et s'aplatir autant que lui permet la résistance des parties molles qui le rattachent au segment postérieur; mais celui-ci reste rigide, irréductible, déterminant à la partie postérieure une cavité minima, limitée par lui et les vertèbres en arrière, en avant par une ligne étendue de la section osseuse au milieu du diamètre sterno-vertébral ; et encore c'est là un minimum, qui sera bien rarement atteint. Si la cavité purulente est antéro-latérale, et si le poumon rétracté en arrière est encore assez gros pour remplir la gouttière costo-vertébrale, tant mieux ; la paroi pourra suffisamment s'affaisser pour combler la cavité, sinon la guérison sera impossible. C'est là, selon nous, ce qui explique la fréquence des insuccès par ce procédé opératoire et la persistance de fistules et de cavités purulentes *amoindries*.

Les résultats de l'expérience cadavérique ont presque dépassé notre attente. Nous avons pris toutes nos mensurations et tracés dans le plan horizontal passant par la base de l'appendice xiphoïde, de façon à avoir

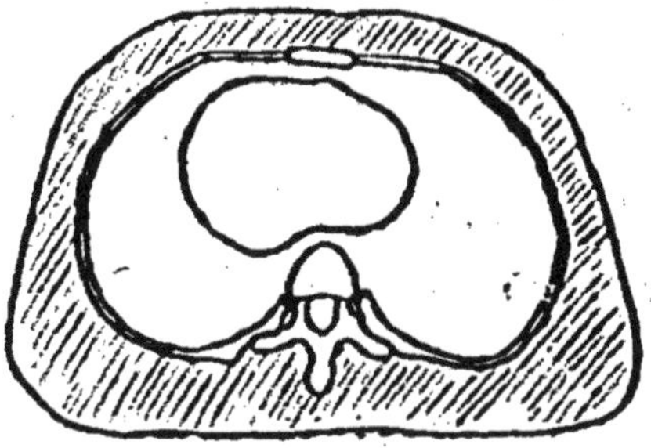

Fig. 7. — Contour extérieur d'un thorax normal de forme trapézoïde.

des résultats comparables entre eux, c'est d'ailleurs le point le plus large de la poitrine. Notons que dans cette région le contour extérieur du thorax d'un sujet entier ne répond pas exactement à la forme de la cage osseuse. D'ellipsoïdal, il prend une forme trapézoïde (Voir *Fig.* 7) due à la forte saillie des larges muscles du dos. Tous nos tracés s'en ressentiront, toutes les fois que nous nous servirons de sujets bien musclés.

Nos figures théoriques ne pourront être accusées d'inexactitude volontaire : tous les contours utiles à notre démonstration ont été décalqués sur un ouvrage récent d'anatomie, et l'un des plus autorisés.

Première expérience. — Notre premier sujet a été une jeune fille de 18 ans, bien faite, mais peu musclée; son périmètre thoracique total était de 64 centimètres; le demi-périmètre droit de 34, le gauche de 30. Le tracé n° 1 (*Fig.* 8) a été pris avant l'opération.

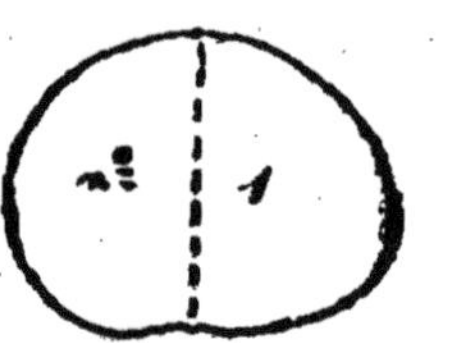

Fig. 8. — Contour thoracique normal d'une jeune fille.

Tous nos sujets ont été opérés à droite. Celui-ci présentait déjà une asymétrie thoracique favorable à l'obtention d'un grand aplatissement.

Nous l'avons opérée par le procédé d'Estlander pur : incision de 15 centimètres au niveau de la partie moyenne de la 7e côte droite. Comme nous étions admirablement aidé par nos amis, nous avons pu, par cette seule incision, enlever des segments de 4 côtes.

Nous avons enlevé à la 5e côte, 7 centimètres;
6e — 8 —
7e — 9 —
8e — 8 —

Par une nouvelle incision de 10 centimètres, parallèle à la précédente, nous enlevons à la 4e côte, 6 cent., 5.

La résection sous-périostée typique, à l'aide d'une rugine courbe et d'un costotome de Farabeuf, s'est faite très facilement et très rapidement, pour les premières pièces enlevées, nous avons usé du petit moyen très pratique conseillé par Berger, et qui consiste à couper la côte dénudée en son milieu, pour recouper plus facilement en bon lieu ses deux extrémités qu'on relève avec un davier.

Les deux incisions, pour nous mettre dans toutes les conditions de l'opération sur le vivant, sont soigneusement recousues ; le périmètre total s'était abaissé à 60, et les deux côtés mesuraient 30 (en appliquant exactement le mètre sur les creux et saillies).

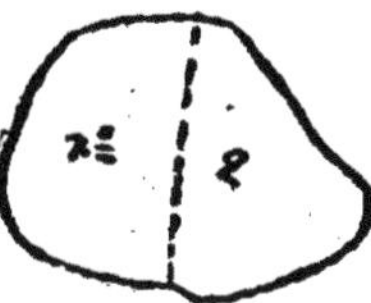

Fig. 9. — Contour thoracique du n° 1 (*Fig.* 8), après l'opération d'*Estlander typique.*

On a pris alors le tracé n° 2 (*Fig.* 9), en appuyant *exprès* les baguettes sur le côté opéré, de façon à le déprimer comme pourrait le faire le travail de cicatrisation ; le tracé, très démonstratif, nous a prouvé que, non seulement toute la région postérieure était restée immuable, mais même que la région antérieure n'avait donné qu'un faible aplatissement.

Le diamètre antéro-postérieur est resté immuable à 16 centimètres, l'oblique gauche à 22, et l'oblique droit, de 20 centimètres, est tombé à 18 ; le transverse a été plutôt agrandi et porté de 22 à 23 centimètres.

2° MODIFICATION DU PROCÉDÉ D'ESTLANDER.

La modification principale au procédé d'Estlander a consisté à couper des segments osseux beaucoup plus longs. On a enlevé toute la région antéro-latérale, depuis le cartilage costal jusqu'au bord postérieur de l'aisselle, c'est-à-dire en deçà du point où la courbure costale se modifie totalement (Voir *Fig.* 10); bien peu d'opérateurs se sont attachés à enlever la *région externe* seulement de cette petite courbe.

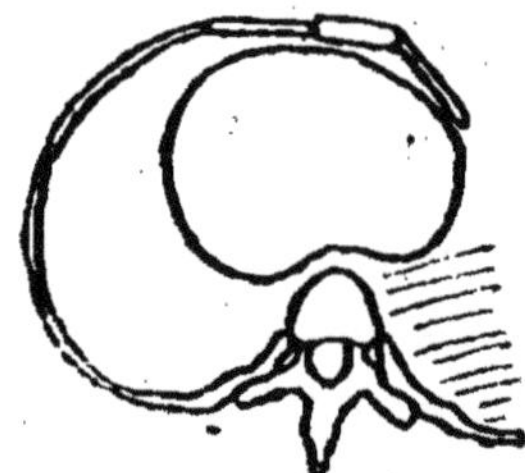

Fig. 10. — Procédé d'Estlander modifié.

Deuxième expérience. — Par économie, nous nous sommes servi du même sujet. Les incisions ont été décousues et agrandies ; par l'inférieure portée à 2[illegible] centimètres, on enlève à la

5ᵉ côte, 16 centimètres;
6ᵉ — 17 —
7ᵉ — 17 —
8ᵉ — 15 —

Et, encore au-dessous, à la

9ᵉ côte, 9 cent., 5

Par l'incision supérieure agrandie, on enlève à la

4e côte, 15 centimètres;
3e — 13 —
2e — 7 cent., 5

C'est par une erreur de numération des côtes que notre résection a porté aussi haut ; elle a donc porté de la 2e à la 9e côte incluse, et sur une longueur aussi grande qu'il a été possible.

Nous comptons naturellement ensemble la longueur des segments primitifs avec celle des morceaux nouvellement enlevés au bout de chaque côte.

Le demi-périmètre droit ne s'est abaissé qu'à 28 1/2, le gauche restant à 30, et le périmètre total porté à 58 1/2.

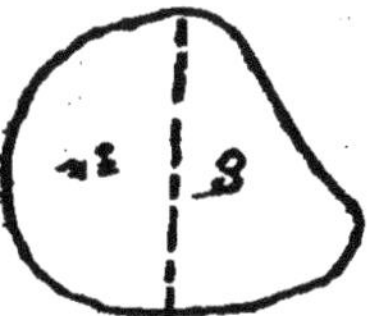

Fig. 11. — Contour du thorax après l'Estlander modifié.

Le tracé n° 3 (*Fig.* 11) nous montre que l'aplatissement a encore été bien peu considérable, et qu'il a exactement la forme du précédent, par conséquent tous ses défauts, et qu'il est incapable de combler une cavité postérieure.

Le diamètre antéro-postérieur est resté à 18; l'oblique gauche a atteint 21, le droit 17; le transverse maximum est resté à 23 centimètres.

Ce n'est pas là une intervention très bénigne, au dire même de ses plus chauds partisans; on fait des délabrements considérables; les muscles sont hachés par les incisions multiples qu'on fait pour arriver sur les côtes, ou bien on les décolle en lambeaux mal nourris, qui se réappliquent mal, ou suppurent souvent. Il s'ensuit des impotences fonctionnelles souvent sérieuses.

Pour obvier à la tension (faible d'ailleurs, quand la plèvre n'est pas trop épaissie) de cette paroi, suspendue comme une corde, entre les deux bouts de côtes sectionnés, certains auteurs ont proposé de couper cette paroi complètement soit en long, soit en travers, d'autres en croix. Schede, enfin, propose de l'extirper complètement et de ne garder que la peau pour qu'elle puisse se recoller directement sur le poumon. Il nous semble que les malades opérés ainsi doivent être obligés de porter constamment un corset solide pour les protéger contre les violences de toutes sortes qui pourraient venir blesser leurs organes thoraciques. En tout cas, on nous accordera que ce sont là des interventions compliquées, et qui ne manquent pas de gravité.

Nous répétons à l'appui la phrase déjà citée de Championnière : « Il s'agit là d'une opération *effrayante* d'aspect; lorsqu'on n'en a pas l'habitude il semble que l'on désosse son malade, et malgré soi on s'arrête trop tôt. »

Nous avons signalé comme complications, nuisant au résultat, la suppuration du lambeau (Championnière), et la régénération osseuse trop rapide (Ollier), qui vient arrêter complètement l'aplatissement; un bon nombre de travaux démontrent péremptoirement que pour les très grandes cavités les désossements les plus étendus restent sans effet (Delorme).

Bouveret cite des cas où les extrémités des côtes

coupées ont ulcéré la peau. Il signale le manque presque absolu de mensurations exactes donnant des points de comparaison vraiment scientifiques.

Avec des apparences d'originalité, le procédé de M. H. Delagénière n'est qu'un Estlander peu étendu, qui n'aplatit que le sinus costo-diaphragmatique antéro-latéral. Or, ce n'est pas là pour nous le principal écueil; il laisse complètement sans y toucher la large et profonde gouttière costo-vertébrale. Nous avons répété son procédé, il nous a donné un résultat absolument identique à l'Estlander ordinaire ; il nous semble donc inutile d'en reproduire le tracé.

3° PROCÉDÉ DE M. QUÉNU.

Nous ne pouvons en dire autant du procédé de M. Quénu, qui est moins compliqué, plus facile à exé-

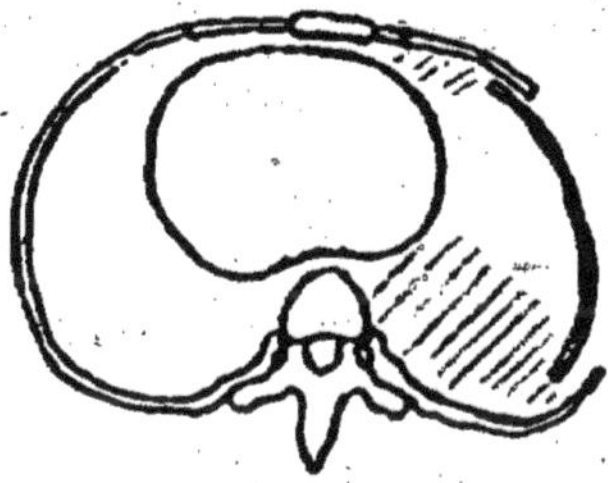

Fig. 12. — Procédé de M. Quénu.

cuter, et ne produit que de plus faibles lésions ; mais, selon nous, il ne donne pas encore le maximum d'aplatissement possible (Voir *Fig.* 12).

Après les avoir sectionnées en avant en dehors du mamelon (au voisinage de l'articulation chondro-costale), on coupe les côtes en arrière au niveau du bord axillaire de l'omoplate, c'est-à-dire au plus au point de réunion des deux courbures de la côte. Il en résulte un panneau mobile, qui peut s'enfoncer vers la ligne médiane, mais modérément cependant, car il est réuni en avant et en arrière aux parties molles restantes qui avec les fragments enlevés constituaient la paroi. Leur résistance limite son enfoncement; le fragment postérieur conserve toute sa rigidité, et l'extérieur, sous l'influence de l'élasticité du cartilage costal, tend à se redresser, et à se mettre dans le plan antérieur. Il en résulte forcément une forme carrée de la paroi opérée. Ce qui est conforme aux faits, car, d'après Cultru, chez le premier opéré de Quénu, le segment mobilisé par les deux incisions verticales rencontrait l'*antérieur à angle droit;* les incisions s'étaient seulement un peu rapprochées et raccourcies.

Avec une résection moins étendue, ce procédé donne un affaissement au moins aussi grand que les autres. Cultru ajoute : « La mobilisation étant faite par deux incisions très éloignées l'une de l'autre, l'arc costal interposé conserve sa courbure, la concavité qu'il délimite empêche l'effacement complet, et l'abaissement est des plus minimes. Si dans ce cas, aux deux incisions verticales précédentes, on en ajoute une troisième, sur la ligne axillaire par exemple, on réalise le redressement de la courbure costale ; on obtient alors, non plus un seul panneau mobile, mais deux panneaux dont l'enfoncement est possible, et des plus efficaces. »

Nous l'accordons ; mais alors l'intervention n'est plus

du tout simplifiée, et nous ne trouvons plus aucun avantage à ce procédé.

Troisième expérience. — Nous avons exécuté sur le cadavre ce procédé en nous conformant scrupuleusement aux indications de M. Quénu.

Notre sujet sur lequel a été pris le tracé préliminaire n° 4 (*Fig.* 13), était un homme moyennement musclé ;

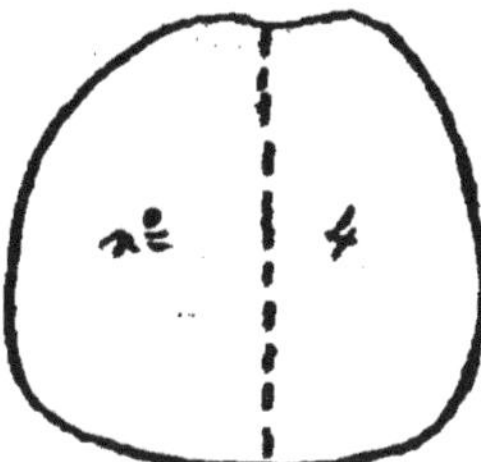

Fig. 13. — Contour normal du thorax chez un homme.

nous ferons remarquer que son thorax était déjà aplati du côté droit, que par conséquent il se présentait dans les conditions les *plus favorables* à l'opération. Le panneau mobilisé étant presque plat ne risquait pas de présenter en dedans la concavité défavorable signalée par Cultru, et sur laquelle nous insistons encore ici.

	Périmètre total	82	cent.
1/2	— droit	40	—
	— gauche	42	—
	Diamètre antéro-postérieur	23	—
	— oblique gauche	26	—
	— — droit	26	—
	— transverse	25	—

Nous faisons une incision verticale en dehors du mamelon, un peu en dehors de la réunion des côtes, et des cartilages costaux, allant de la 2e à la 8e côte incluse, et réséquons 2 centimètres de chaque côte.

Par une incision verticale, à la limite postérieure du creux axillaire, nous répétons la résection.

Le panneau mobilisé se déprime, en effet, très facilement, comme le dit Quénu; mais le promontoire postérieur fait toujours sa saillie, et les bouts de côte antérieurs se sont relevés, comme nous l'avons déjà signalé. Les incisions, comme toujours, sont recousues; et, le sujet mis dans l'appareil, les baguettes du côté droit sont poussées jusqu'à ce qu'elles soient arrêtées par la résistance des espaces intercostaux tendus, de façon à nous mettre dans les conditions de la rétraction cicatricielle sur le vivant.

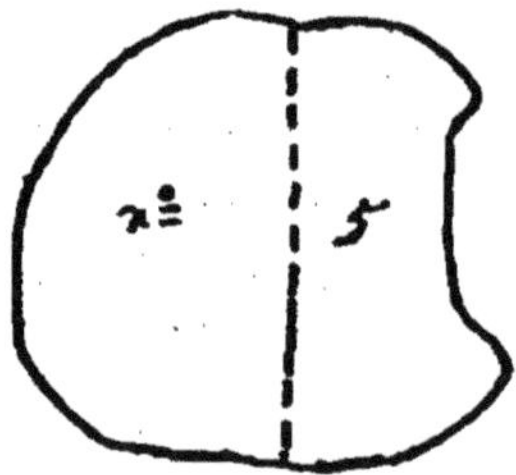

Fig. 14. — Contour du même sujet après l'opération de Quénu.

On prend ainsi le tracé n° 5 (*Fig.* 14), qui nous montre que l'aplatissement a surtout été transversal ; que la gouttière costo-vertébrale est respectée, mais qu'il s'est fait une petite gouttière analogue en avant. Les mensurations se sont ainsi modifiées :

Périmètre total.		79
1/2 — droit.		38
— gauche		41
Diamètre antéro-postérieur.		22
— oblique gauche.		26
— — droit		24
— transverse		21 1/2

L'aplatissement a donc cependant été un peu plus considérable que dans les opérations précédentes, sans cependant avoir encore été suffisant.

Nous avons déjà dit que Wagner avait proposé de réséquer les côtes le plus près possible de la colonne vertébrale et du sternum, et cela sur une étendue de 2 centimètres, et que Verneuil avait fait observer que les arcs ainsi constitués, conservant intacte la convexité de leur partie moyenne (ajoutons : *surtout* de leur partie postérieure), ne peuvent s'affaisser d'une façon efficace. Quénu a rejeté ce procédé, après l'avoir appliqué à l'amphithéâtre.

Nous en avons fait autant, mais en nous basant seulement sur la trop faible longueur de la résection en arrière ; sans cela le procédé serait presque parfait, et on peut dire que Wagner a eu une *partie seulement* de l'idée fondamentale de la thoracoplastie.

4° PROCÉDÉ DE M. JABOULAY.

Le procédé de M. Jaboulay ne nous arrêtera pas longtemps. Trois tracés suffiront à en faire justice (*Fig.* 15, 16 et 17).

L'aplatissement obtenu est à peu près nul; la poitrine prend une forme en carène analogue au thorax des oiseaux; le diamètre antéro-postérieur est agrandi, le transversal à peine diminué. Il est impossible qu'une pareille opération soit capable de combler des cavités

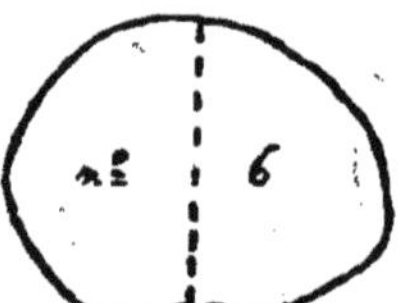

Fig. 15. — Contour normal du thorax.

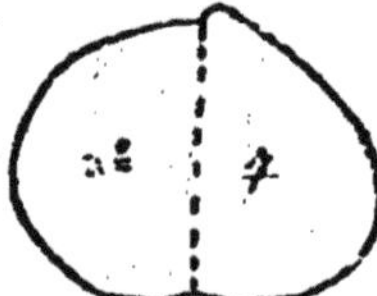

Fig. 16. — Même thorax après l'opération de Jaboulay, à droite.

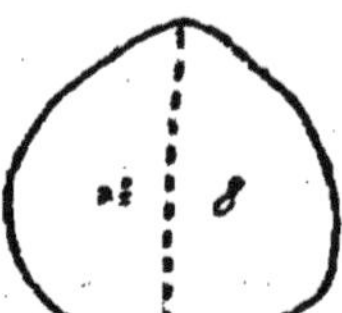

Fig. 17. — Même thorax après l'opération de Jaboulay des deux côtés.

purulentes, contenant plus d'un demi-verre de pus; sans compter les dangers immédiats, opératoires ou consécutifs, que l'on fait courir au cœur en le privant de son plastron protecteur, le sternum. Nous ne croyons pas que Jaboulay ait trouvé d'imitateurs.

Que deviendrait aussi la clavicule, et par suite toute l'épaule privées de leur appui naturel. Nous croyons que l'ablation du sternum (sauf quand on est obligé de l'enlever pour une lésion qui lui est propre) doit être réservée aux seules autopsies.

5° PROCÉDÉ DE M. H. DELAGÉNIÈRE.

Nous avons déjà critiqué au point de vue plastique les résultats de l'opération de M. Delagénière.

Nous lui avons déjà contesté que le sinus costo-diaphragmatique latéral soit le point le plus déclive de la plèvre sur le malade *couché;* pour nous il se trouve bien plus en arrière au niveau de la réunion du 11e espace avec le diaphragme.

Pour les lésions postérieures, il sectionne les côtes au voisinage de l'angle, sur une petite étendue, « et les écarte fortement en dehors. L'ouverture de la plèvre permet d'établir le siège exact de la lésion ; on se donne alors du jour en réséquant une longueur variable des côtes ; puis on procède à la résection *latérale* des 7e, 8e et 9e côtes, pour éviter les complications pleurales ».

Il n'a donc pas vu l'importance de la résection postérieure, puisqu'il n'en signale pas les bons effets thoracoplastiques, et qu'il résèque quand même la région latérale, suivant son procédé.

6° PROCÉDÉ DE M. DELORME.

L'opération hardie de M. Delorme n'est pas une opération thoracoplastique; nous lui adresserons cependant certaines critiques dont nous profiterons pour le procédé de M. Boiffin.

D'abord, puisqu'il voulait faire un volet mobile en totalité (Voir *Fig.* 18), nous nous demandons pourquoi il a disséqué et récliné complètement son volet cutanéo-musculaire; pour nous, il eût été bien plus simple de

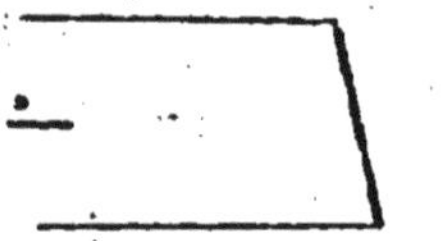

Fig. 18. — Procédé de M. Delorme.

l'inciser seulement à ses limites, et de couper comme dans le procédé Quénu tous les fragments antérieurs par l'incision verticale, se bornant par les branches parallèles à inciser les espaces intercostaux supérieur et inférieur, et à se servir de la partie postérieure de ces incisions pour faire deux ou trois des petites sections costales postérieures; quitte à faire une ou deux petites incisions à l'Estlander, pour compléter entre elles ces sections postérieures. Il aurait eu ainsi un volet bien plus homogène, bien mieux nourri, et qui se serait réappliqué bien plus facilement.

Il nous dit ensuite que le volet rabattu est fixé par des sutures mollement serrées. Qu'on nous pardonne de faire des hypothèses ; mais le manque de nouvelles du malade nous y force. D'après ce que nous avons vu, nous sommes persuadé que de telles sutures n'ont pu résister, et que la réunion ne s'est pas faite. Toutes les fois qu'après résection de côtes, la paroi thoracique est incisée verticalement dans toute son épaisseur, nous croyons que la *suture osseuse est indispensable*, les mouvements respiratoires incessants empêchant forcément la réunion de se faire, si les parties ne sont *solidement* maintenues au contact. Les parties molles des espaces intercostaux, nous en avons eu la preuve, sont incapables de supporter de pareils efforts.

7° PROCÉDÉ DE M. BOIFFIN.

C'est à la suite d'une donnée fausse de l'auscultation, nous l'a-t-il déclaré lui-même, que notre cher Maître a été conduit à ouvrir la plèvre par la région postérieure, sans idée préconçue au point de vue des bons effets thoracoplastiques de l'intervention. Frappé chemin faisant de l'excellent résultat obtenu, il a résolu d'en profiter, et fait, de parti pris alors, une seconde intervention où il a coupé sur une plus grande hauteur le segment postérieur des côtes. (Il y eut trois côtes de coupées la première fois, six la seconde.) Cela fait, dans le but de voir l'état de la plèvre et de la nettoyer, il a incisé verticalement la paroi du haut en bas du champ opératoire, et écarté le volet obtenu en dehors. Il a obtenu ainsi une ouverture considérable, par laquelle il est facile de faire sur le poumon telle intervention qu'on veut, tout aussi bien que par le volet de Delorme, avec l'intention de disséquer l'enveloppe membraneuse du poumon décrite par Delorme, et de rendre à cet organe sa liberté d'expansion, dissection qu'il fut impossible de faire, faute de fausse membrane isolable. Manœuvre qui avait déjà échoué d'ailleurs chez un enfant de 17 ans, atteint de cavité purulente énorme de la plèvre, et chez lequel il fallut se contenter d'un curettage de la cavité. Ce procédé a sur lui l'avantage d'une seule ligne de section costale, les cartilages faisant l'office de charnière bien meilleure qu'une résection.

C'est là, selon nous, la *seule cause* de l'insuccès consécutif. Comme Delorme, on n'a mis que des sutures molles qui ont craqué, et sous l'influence à la fois de la pesanteur et des mouvements respiratoires incessants, toute la plaie s'est désunie; une portion même s'est sphacélée.

Voici comment doit être réglementée cette opération, et comment nous l'avons exécutée à l'amphithéâtre, sous les yeux de M. Boiffin, et de plusieurs de nos camarades.

Quatrième expérience. — Notre sujet est un homme maigre et peu musclé.

Tracé n° 9 (*Fig.* 19), pris avant l'opération :

Périmètre	thoracique	total	75	cent.
1/2 —	—	droit	36	—
—	—	gauche . . .	39	—

Diamètre antéro-postérieur. . . .	21 cent.
— oblique gauche	25 —
— — droit	24 —
— transverse	24 —

Notons que ce sujet avait le thorax aplati d'avance du côté droit ; que par conséquent il se trouvait dans des conditions défavorables pour donner une preuve d'évidence maxima du bon effet produit, la réduction de ses diamètres latéraux en souffrant forcément.

On fait une longue incision verticale, descendant de la 6e côte à la 12e, placée à 3 centimètres en dehors de la ligne des apophyses transverses. Le sujet étant couché sur le côté gauche, l'omoplate s'écarte à merveille d'un bon travers de main, et dégage parfaitement le champ opératoire. Les muscles postérieurs sont incisés franchement, tout le long de la ligne d'incision. Nous ferons remarquer qu'en ce point ils ne sont pas si épais que les auteurs veulent bien le dire ; c'est plus en dehors, dans la ligne de l'omoplate, qu'ils font une forte saillie ; ils forment là au contraire des plans musculaires très minces, et facilement isolables, grâce à un tissu cellulaire lâche qui permet très bien de les décoller entre eux, et par suite de suturer isolément leurs bouts divisés.

On tombe alors sur les divisions du sacro-lombaire, ou iléo-costal, peu importantes (s'attachant entre l'angle de la côte et la vertèbre, donc de moins en moins larges à mesure qu'on s'élève) ; il est très facile, et cela sans inconvénient, de les détacher de bas en haut ; cela demande à peine deux minutes.

Le segment postérieur de toutes les côtes apparait

alors complètement à nu, et la rugination de son périoste est d'une simplicité enfantine. Nous conseillons, comme toujours, de commencer par les côtes moyennes; une fois dénudées sur une longueur de 7 centimètres,

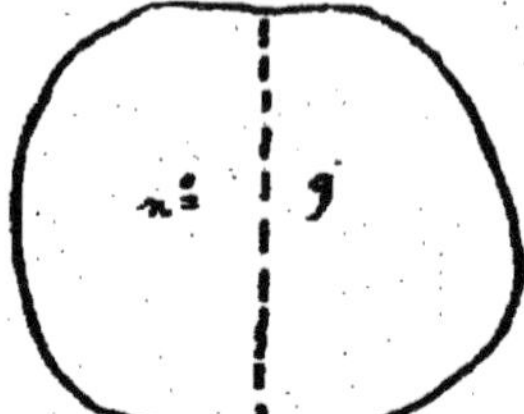

Fig. 19. — Contour du thorax d'un homme.

la manœuvre de Berger : couper d'abord au milieu le segment à enlever, puis à chacun de ses bouts, facilite beaucoup son extraction. Quand deux ou trois côtes moyennes sont enlevées, l'ablation des autres est si facile que ce moyen est inutile.

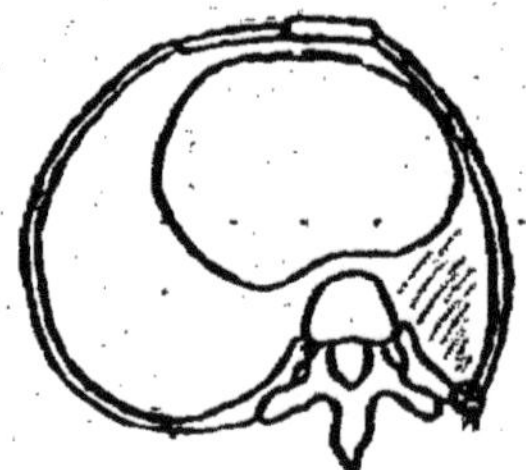

Fig. 20. — Procédé de thoracoplastie de M. Boiffin.

Il faut couper d'abord l'extrémité externe, à 6 ou 7 centimètres de l'articulation costo-transversaire, puis sectionner l'extrémité interne à 1 centimètre de cette petite articulation, à la fois pour ne pas l'ouvrir, et avoir la place de faire un trou dans ce fragment pour la suture osseuse consécutive.

En opérant soigneusement, la plèvre d'un sujet sain n'est pas ouverte, a *fortiori* lorsqu'elle est épaissie chez un vieil empyémateux ; les organes de l'espace intercostal sont intacts, et conservent leurs fonctions ; le périoste est conservé, et, s'il régénère de l'os, ce ne sera pas un mal.

Une fois le segment postérieur de presque toutes les côtes coupé, le thorax s'aplatit comme par enchantement, beaucoup plus facilement et complètement que dans le procédé de Quénu.

Nous répétons intentionnellement qu'il *faut et qu'il suffit* de faire de petites sections osseuses, ne dépassant pas 7 centimètres, et jamais moindres que 5 1/2 ; sans cela le segment latéral conserverait une trop forte courbure, absolument comme dans le procédé de Wagner ; ou bien, la côte étant trop raccourcie, on ne pourrait suturer ses deux bouts, sans faire une traction inutile et nuisible sur le sternum.

En suivant ces règles, nous avons enlevé sur notre sujet à la

3e côte.	6 cent., 1
4e —	6 — 5
5e —	6 —
6e —	6 —
7e —	6 — 2
8e —	6 — 2
9e —	6 — 2
10e —	6 — 8
11e —	6 — 8

Nos fragments ont été mesurés très exactement au compas d'épaisseur ; nous les avons d'ailleurs fait photographier par notre excellent ami, M. le Dr Perrion, qui a bien voulu nous prêter son gracieux concours (Voir *Fig.* 21).

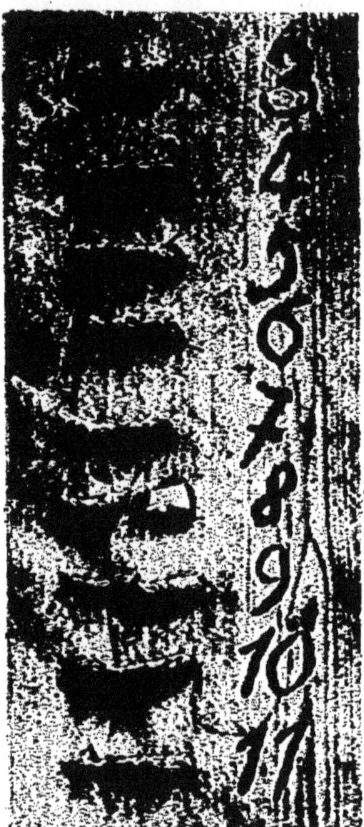

Fig. 21. — Fragments de côtes reséqués par le procédé de M. Boiffin. (D'après une photographie).

Les côtes coupées, il nous a été possible de voir combien l'aplatissement obtenu était grand et facile à obtenir sans effort, mais aussi avec quelle facilité les fragments s'écartaient. C'est d'ailleurs ce que nous pensions après avoir vu le malade opéré.

L'obliquité des côtes, leur poids, l'élasticité des cartilages costaux qui tendent toujours à se redresser, les mouvements respiratoires, tout tend à détruire les bons effets obtenus et à écarter les fragments en les mettant dans l'impossibilité de se réunir rapidement. La suture osseuse nous a donc paru *indispensable*; nous l'avons pratiquée séance tenante, et avons de suite été convaincu de ses bons effets.

Les segments coupés se rapprochent alors très facilement et se maintiennent très bien en place; ils se rencontrent à angle *aigu*. Chaque segment antérieur étant baissé par son poids, et l'obliquité des côtes surtout, il faut le relever de quelques centimètres : ce qui contribue à obtenir une diminution des dimensions verticales du thorax.

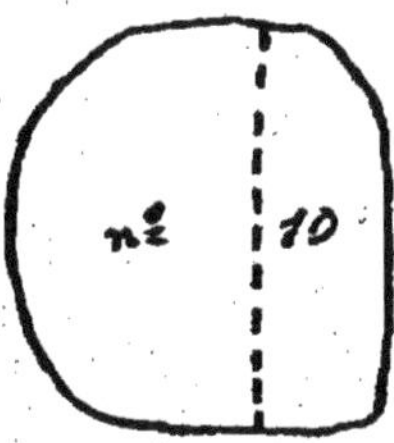

Fig. 22. — Contour du thorax après l'opération de M. Boiffin.

Les parties molles ont été recousues plan par plan. Nous avons alors pris le tracé n° 10 (*Fig.* 22) qui concorde de tous points avec ce que nous avions avancé.

Le périmètre total est tombé à		. . . .	68
1/2 —	droit —	. . . .	28
—	gauche —	. . . .	40

Le diamètre antéro-postérieur s'est		réduit à	20 cent.
—	oblique gauche	—	22
—	— droit	—	20 1/2
—	transverse	—	19

Si le thorax avait été symétrique, l'aplatissement aurait été encore plus frappant; aussi, en le supposant tel, les tracés parlent bien plus à l'esprit que ces mensurations.

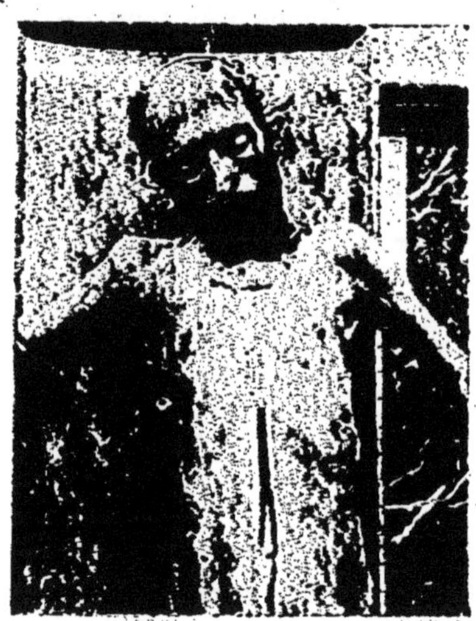

Fig. 23. — Sujet ayant subi l'opération de M. Boiffin. (D'après une photographie).

Nous ferons observer que sur la photographie de notre sujet (Voir *Fig.* 23), l'aplatissement a été tel que l'omoplate, fixée par la clavicule, s'est complètement écartée du tronc, n'ayant plus pour appui la convexité sur laquelle elle glisse habituellement. Ce défaut est bien moins accusé sur le vivant, ainsi que nous l'avons constaté chez l'opéré.

Voilà les résultats mécaniques de cette expérience, voyons comment ils doivent être appliqués aux malades.

Nous insistons sur ce fait que l'omoplate ne gêne *nullement;* elle n'est encombrante que pour ceux qui se sont acharnés à couper vers le *segment antéro-latéral.* Quand surtout le trapèze, le rhomboïde et le grand dorsal sont incisés, on l'écarte à volonté avec ces muscles qui découvrent complètement le *segment postérieur* des côtes. Nous disons segment, car l'angle de la côte ne peut servir de repère; écarté en bas, il se rapproche au point de toucher presque l'apophyse transverse en haut de la région dorsale. Nos mensurations nous ont prouvé que, les deux premières côtes exceptées, le segment très concave à enlever mesure toujours une moyenne de 6 à 7 centimètres, quelle que soit la côte considérée.

Il est très facile de régler à volonté l'aplatissement; pour cela il faut proportionner la *hauteur,* et non la longueur de la résection aux dimensions de la cavité et à son siège; nous répétons qu'il est inutile et même nuisible de couper plus de 7 centimètres de chaque côte.

Doit-on couper verticalement toute la paroi désossée, comme cela a été fait chez le malade dont nous avons relaté l'observation? Non, selon nous, et c'est là, avec l'absence de suture *osseuse,* l'unique cause de l'échec qu'on a obtenu. Nous avons prouvé qu'alors même que le périoste et les espaces intercostaux correspondants sont respectés, les fragments ne peuvent se maintenir seuls rapprochés, un bandage serait absolument illusoire, car il permettrait en tout temps de trop grands mouvements, et surtout, au moment du pansement, les sutures molles craqueraient, comme cela a déjà eu lieu.

Il n'est pas non plus sans importance de protéger contre l'infection le faible bout de côte dénudé sur lequel doit porter la suture, chez un sujet avancé en âge surtout; en le laissant baigner dans le pus, on risquerait fort de le voir se nécroser, et la réunion être compromise à jamais. Nous croyons qu'il est indispensable de laisser à ce niveau la plèvre intacte, et, aussitôt les sutures cutanées postérieures posées, les protéger contre l'infection, avec du collodion par exemple. Ce moyen réussit dans les laparotomies pour entéro-anastomoses, destinées à supprimer un anus artificiel; pourquoi ne donnerait-il pas ici d'aussi bons résultats?

On nous demandera donc par où et comment nous entendons ouvrir largement la plèvre pour reconnaître son état, la vider, curetter, en faire la toilette en un mot, car il est bien entendu, assez de travaux l'ont prouvé, que c'est le complément indispensable de toute opération thoracoplastique.

Nous avons prévu le cas, et, sur la paroi thoracique droite de notre sujet (*Fig.* 23), on peut voir les traces d'une suture. Nous croyons indispensable d'ouvrir la plèvre par une incision passant par un espace intercostal, absolument comme une simple incision d'empyème; cette incision sera faite dans le point qui semblera le plus favorable pour un cas donné, longue de 10 centimètres; grâce à la mobilisation des côtes en arrière, elle permet un écartement suffisant pour admettre la main et permettre toute intervention qu'on voudra dans la cavité pleurale. Au besoin, on y joindra la résection d'une des côtes bordant l'incision; mais nous croyons ce complément superflu.

La plèvre nettoyée et parée, il est indispensable de la drainer dans le point *le plus déclive* sur le *sujet couché* (c'est capital). Or, nous venons de nous en convaincre une fois de plus, ce point se trouve exactement à l'extrémité externe du 11e espace, à son union avec le diaphragme; nous conseillons donc dans ce point de faire une contre-ouverture de dedans en dehors pour ne pas blesser le diaphragme, et d'y placer un ou deux gros drains allant jusqu'au milieu du foyer purulent, et qu'on raccourcit suivant les indications dans les pansements consécutifs. Nous recommandons de faire cette contre-ouverture un peu en dehors de la ligne d'incision verticale, et sans aucune communication avec elle pour la protéger contre l'infection. C'est alors, après s'être désinfecté les mains souillées par le pus pleural (nous conseillons d'avoir en double certains instruments pour éviter d'infecter cette incision), c'est alors seulement qu'il faut pratiquer les sutures osseuses, sans en manquer une; ce point selon nous est très important. Cette suture est extrêmement facile; les côtes se perforent très rapidement avec le foret de Championnière.

Grâce à l'aplatissement obtenu, il est d'une facilité extrême de suturer les muscles postérieurs du dos; leurs insertions étant rapprochées, ils n'ont plus de tension, et la suture, si elle est aseptique, a toutes les chances possibles de reprendre vite et solidement. On peut faire une suture spéciale pour chaque muscle, et lui rendre ainsi toutes ses fonctions. Faisons remarquer que leurs vaisseaux et nerfs n'étant pas intéressés, ils garderont intactes toutes leurs fonctions. Cette section, on l'avouera sans peine, est loin de produire des délabrements semblables à ceux de l'Estlander ordinaire, où, sous prétexte qu'il est seul à recouvrir les côtes, on sacrifie le grand dentelé en tous sens, sans respecter ni ses nerfs ni ses vaisseaux.

Notre opération donne donc le minimum de délabrement possible. La suture cutanée, avons-nous dit, doit être protégée par du collodion, car de tels malades nagent véritablement dans le pus. Pourvu qu'elle résiste, sans s'infecter, trois ou quatre jours, c'est suffisant; les muscles auront eu le temps de se souder et on ne risquera plus que de voir de petites suppurations sans importance localisées à la peau.

Il est temps alors de suturer l'incision latérale: ce qui n'a rien de particulier.

La suture osseuse devra-t-elle être faite avec du fil métallique ou de la soie? C'est à chaque opérateur de trancher la difficulté.

Que si on préfère inciser verticalement toute la paroi au niveau où a porté la résection, on obtiendra ainsi, tout aussi bien, sinon mieux que Delorme, un volet nourri en avant par les anastomoses intercostales, et qu'il sera très facile de faire tourner autour des cartilages costaux, bien mieux qu'autour d'une section osseuse, dont les fragments aigus, dans ces mouvements, seraient capables de déchirer les vaisseaux et nerfs intercostaux ou tout au moins de les blesser. On obtiendra ainsi un très large orifice béant, par lequel on pourra pénétrer dans tous les coins de la plèvre, et faire telle intervention qu'on voudra. Dans ce cas, l'incision latérale, et la contre-ouverture deviennent complétement superflues, on drainera donc par l'extrémité inférieure de l'incision.

Pour refermer alors la plèvre, nous conseillons ici d'abord de suturer complètement et du haut en bas jusqu'au drain toutes les parties molles formées par le désossement et qui formaient deux lambeaux flottants. On obtiendra ainsi, si cette occlusion réussit, une chance de protéger la suture osseuse *indispensable* contre l'infection et la nécrose des extrémités costales dénudées.

Le reste de l'opération n'a pas d'indications spéciales.

Cette modification de la technique ci-dessus nous paraît peu recommandable ; c'est elle en partie qui a été appliquée chez notre opéré, et les suites n'en ont pas été heureuses (la suture osseuse, il est vrai, n'avait pas été faite) ; la désunion a été complète, et il s'est fait des sphacèles étendues. Doit-on les imputer à l'infection, au mauvais état général du sujet, ou à des troubles trophiques ou circulatoires dûs à la section complète d'un grand nombre d'espaces intercostaux ? les deux peuvent être incriminés.

C'est à l'expérience qu'il appartiendra de juger si oui ou non la paroi doit être incisée verticalement dans sa totalité ; personnellement nous sommes peu favorable à cette pratique.

La théorie et l'expérience nous ont démontré que l'affaissement latéral était grand, qu'il était même plus considérable que celui que donnent tous les autres procédés.

On nous objectera peut-être que la portion antéro-latérale présente encore une certaine concavité, qui diminue l'effet utile. C'est vrai, mais pas dans des limites fâcheuses. Cette concavité, *toujours faible*, est d'ailleurs favorable, car en avant elle a à loger le cœur; en arrière, il ne reste du sinus costo-vertébral qu'une si petite rigole que le poumon y sera même peut-être à l'étroit dans certains cas, si la résection était trop étendue pour la cavité à boucher. Le sinus costo-diaphragmatique, que craint tant M. Delagénière, est affaissé, j'en réponds. Si la résection porte de la 3e à la 11e côte, il ne reste certainement plus de cavité du côté opéré : le cœur le poumon même rétracté au maximum l'auront certainement remplie. Nous avons déjà dit qu'on pouvait régler à volonté l'affaissement suivant *le nombre* de côtes coupées.

Quelle que soit la technique employée, dans tous les cas, les parties molles de la portion désossée sont refoulées par la suture osseuse dans le reste bien faible de la gouttière costo-vertébrale qu'elles contribuent à obstruer. Peu importe que le périoste y reforme de l'os.

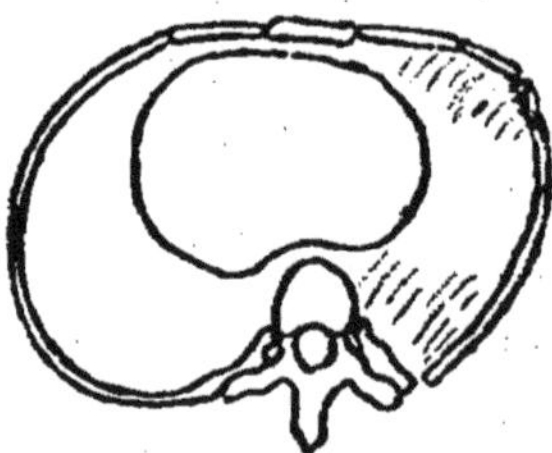

Fig. 21. — Thorax *mal aplati* à cause de la section antérieure, suivant la méthode de Wagner-Quénu.

Notons qu'il n'y a pas de section antérieure comme dans le procédé de Quénu ; il y a là un avantage : les fragments, avons-nous dit, se mettant à *angle droit*, aux dépens de l'affaissement de la cavité, la courbure imprimée au cartilage costal diminue au contraire celle-ci. On peut s'en convaincre sur le schéma ci-joint (*Fig.* 24), en le comparant à la *Fig.* 20.

Ce procédé nous laisse donc une paroi solide, rigide, fixée immédiatement par la suture, et conservant toutes ses fonctions d'organe de protection et de soutien. Le diaphragme et les muscles thoraciques, qui s'attachent sur elle, conservent leur point d'appui normal. La guérison opératoire du procédé bien appliqué sera certainement plus rapide que dans les autres.

On s'étonnera sans doute avec nous que cette idée, pourtant si simple, et que nous trouvons en germe dans un bon nombre d'ouvrages, n'ait jamais été appliquée.

Tous, ou presque tous les auteurs parlent d'approcher le plus possible de l'angle des côtes, mais au niveau des côtes les plus basses seulement, comme si la concavité postérieure n'existait pas tout le long du thorax ; entraînés par leurs prédécesseurs, ils font tous la résection antéro-latérale, très rarement latéro-postérieure. Nous croyons avoir démontré qu'il suffit de faire la petite résection postérieure.

On ne peut cependant être plus explicite que Bœckel, (on nous accusera de redites), mais il écrit pourtant : « On constate que le poumon est collé dans la gouttière costo-vertébrale, et que l'obstacle à la guérison réside dans l'arc costal postérieur, c'est-à-dire dans les côtes qui sont situées sous l'omoplate, et principalement dans la portion des côtes située *entre le bord spinal de l'omoplate et les vertèbres,* ou si l'on veut dans la partie correspondant à l'angle des côtes. C'est par conséquent sur cette région que devra porter la résection : la présence de muscles épais, la saillie de l'angle inférieur de l'omoplate rendront certainement l'opération plus dificile en ce point; mais cette difficulté sera largement compensée par le résultat que l'on obtiendra. »

Nous avons dit comment Bœckel avait compliqué les choses, en faisant en même temps l'ablation du segment latéral des côtes à l'aide d'une immense incision courbe partant du mamelon droit pour remonter jusqu'à l'angle interne de l'omoplate, en tout 40 centimètres! Comment aussi, après avoir détaché tous les muscles de ce vaste lambeau, il se donnait du jour en réséquant l'angle inférieur de l'omoplate, qui le gênait pour enlever la partie latérale des côtes qu'il sectionnait en arrière. On comprend comment une opération si difficile, si compliquée, nécessitant de tels délabrements n'ait pas trouvé d'imitateurs; mais on s'étonnera qu'un énoncé si net de l'obstacle principal à vaincre n'ait pas fait germer plus vite l'idée de ne s'attaquer qu'à ce seul obstacle. Pour tous, la raison principale a été la peur chimérique de couper en travers les grands muscles du dos.

De Cérenville, Bouveret, disent aussi qu'en raison de la résistance de l'arc postérieur il faut reporter un peu en arrière la résection des dernières côtes; mais ils trouvent que la section *postérieure* tout à fait de Wagner présente de grandes difficultés, parce qu'il faudrait couper plusieurs plans musculaires, et la question est encore mise aux oubliettes.

Bouveret avoue qu'à la suite des sections multiples de l'opération ordinaire : « Les muscles de l'épaule, de la paroi thoracique, et quelquefois même du bras sont plus ou moins atrophiés; ce qui rend les mouvements faibles et incertains, et peut contribuer à diminuer l'amplitude des mouvements respiratoires du côté malade. Pour lui, l'opération ordinaire n'est donc pas très bénigne, et, lors même que la guérison s'ensuit, elle a souvent des suites fâcheuses. »

Berger dit formellement que « le retrait de la paroi est limité à la forme et à la résistance des arcs costaux ». Il préconise cependant la résection latérale, « laissant en avant et en arrière d'elle des portions à peu près égales de chaque côte intéressée, leur permettant de s'infléchir également vers le fond de la cavité sous la traction des adhérences ». Nous avons montré comment le fragment antérieur *seul* était capable de s'affaisser, l'extrémité postérieure *étant incapable* de s'avancer de 2 centimètres ; c'est un maximum qu'elle n'atteint jamais, restant toujours rigide, et soulevant les parois désossées comme le font les piquets d'une tente.

« Peut-on, ajoute Berger, pour favoriser l'affaissement, après avoir réséqué une certaine longueur de côtes au niveau du foyer, pratiquer, ainsi que Wagner le propose, une troisième section plus en arrière sur l'arc costal, de manière à déterminer la formation de fragments mobiles qui puissent s'enfoncer vers l'intérieur de la poitrine? Cette conduite n'a pas jusqu'à présent été suivie; elle ne me parait pas exempte d'inconvénients, la section postérieure devant être faite au milieu des muscles larges du dos, et de plus en un endroit où la présence d'adhérences pleurales serait peut-être moins sûre. Elle doit, en tout état de cause, être réservée aux cas rebelles où la résection simple se serait montrée inefficace. »

Nous nous étonnons beaucoup que M. Berger ait rejeté ce procédé, qui selon nous est un grand progrès.

Peu importe la section des muscles du dos; il tend exactement (avec une technique *plus compliquée*) au même résultat que le nôtre; le fragment postérieur, libéré au ras des vertèbres, pouvant facilement basculer en avant à la rencontre du fragment antérieur; les parties désossées venant faire saillie à la région moyenne, au lieu de venir effacer en grande partie les restes de la gouttière costo-vertébrale. Ce procédé a l'inconvénient de faire deux sections osseuses, au lieu d'une, et des délabrements et incisions bien plus considérables.

De Cérenville cite des fais où la section *perpendiculaire* à leurs fibres n'a en rien nui aux fonctions des muscles du thorax : « Dans une résection pratiquée à la région antérieure, le grand pectoral dut être sectionné verticalement dans une grande partie de sa largeur, puis décollé; les extrémités ne furent *pas* affrontées. Il ne resta pas la moindre faiblesse dans les mouvements d'adduction du bras, et le muscle lésé parut avoir repris toute sa vigueur au bout de quatre mois. » Nous en prenons bonne note, et en inférons qu'après suture bien faite, la régénération des muscles postérieurs du dos sera bien plus facile.

Notons que Jules Bœckel, après avoir échoué par deux résections latérales sur le même malade, n'a réussi dans une troisième intervention qu'en opérant en arrière, et en dépassant l'angle des côtes, l'aplatissement désiré fut obtenu immédiatement et le malade guérit en trois mois.

M. Bouilly a déclaré au Congrès de Chirurgie de 1888 que « la cavité, vers l'angle des côtes, est défavorable, et que chez les adultes elle est une cause presque inévitable d'insuccès (pour la résection latérale, ajoutons-nous), et qu'elle est moins fâcheuse chez les sujets jeunes, dont les côtes élastiques plient ». N'est-ce pas là de tout point identique à ce que *nous* avons avancé : « que, toutes les fois que le poumon ne remplira pas d'avance la gouttière costo-vertébrale, l'opération d'Estlander et ses similaires échoueront fatalement ».

M. Bouilly a cependant toujours fait la résection latérale.

M. Verneuil, à l'Académie, en 1892, vante le procédé de M. Quénu, comme le plus simple ; mais le nôtre l'est encore plus, puisqu'on ne coupe les côtes qu'une fois, que l'aplatissement est immédiat, considérable et fixé par la suture. Nous conseillons d'ouvrir la plèvre, exactement de la même façon que lui, par une incision latérale, parallèle aux côtes.

Verneuil dit que « si on compare la paroi costale à l'arche d'un pont, dans le procédé Quénu, cette arche s'affaisse par son milieu, de façon que sa concavité devient plane et même convexe (?) pour aller jusqu'à la rencontre de l'eau, tandis que dans le procédé de Wagner les piles seules du pont sont raccourcies et le tablier descend sans changer de forme ».

Nous n'admettons pas entièrement cette conclusion. Dans le procédé de M. Quénu, l'abaissement est fatalement très limité par les attaches du tablier aux piles du pont, dont l'antérieur tend plutôt à se redresser qu'à s'abaisser ; qu'ensuite cette arche n'est jamais plane, ni surtout convexe en dedans, mais qu'elle conserve toujours une certaine concavité, la portion latérale des arcs costaux restant dans le lambeau.

Wagner raccourcissait *trop peu* les piles du pont ; nous avons prouvé qu'il est superflu, et même nuisible, de couper l'antérieure ; mais qu'en retranchant complètement la postérieure, le tablier (comme dit Verneuil), ayant une concavité très faible, arrivera à toucher les organes du médiastin, et à effacer complètement la cavité pleurale.

Bien que M. Boiffin nous ait dit que l'idée première lui en soit venue d'un article de MM. Quénu et Hartmann sur « les voies de pénétration chirurgicale dans le médiastin postérieur », après avoir lu attentivement cet article, nous nous sommes convaincu que ces auteurs n'ont pas vu l'importance de la résection costale postérieure dans le traitement des pleurésies purulentes.

Leur incision musculo-cutanée, identique à la nôtre, est moins longue, et ils se bornent à réséquer 2 centimètres de chaque côte ; leur but est tout différent. Ils se bornent à dire : « On parvient aisément par l'incision préconisée par nous sur le lobe supérieur du poumon, et jusqu'au sommet de la cavité thoracique, bien plus aisément que par la résection des côtes faite sous la clavicule, et recommandée dernièrement en Allemagne pour l'ouverture des cavernes du sommet. Cette même voie enfin pourrait être utilisée pour l'ouverture de certaines cavernes du sommet. »

C'est surtout pour arriver sur l'œsophage et toutes les tumeurs du médiastin qu'ils préconisent cette méthode.

Notre idée se trouve donc en germe dans presque tout ce qui a été écrit sur la thoracoplastie, et, par une étrange contradiction, après en avoir énoncé les avantages, c'est presque toujours pour la rejeter. Aussi, dans la littérature médicale, tant française qu'étrangère, ne trouvons-nous pas trace de l'emploi de ce procédé.

Nous nous croyons donc en droit d'en attribuer toute la priorité à notre cher Maître, M. le Pr Boiffin.

CONCLUSIONS

Bien loin de nous la pensée de nier les succès dans certains cas des divers procédés de thoracoplastie : ce serait parler contre l'évidence; mais nous croyons pouvoir conclure de cette étude :

1° Que si les opérations thoracoplastiques actuellement en usage ont, dans un bon nombre de cas, amené la guérison, trop souvent aussi il leur a été impossible de combler des cavités trop grandes, ou mal situées ;

2° Que la principale et presque l'unique cause d'insuccès dans ces cas réside dans la résistance de l'arc costal postérieur, dont la petite courbure, fixée solidement par ses attaches vertébrales, forme un promontoire inflexible, empêchant tout aplatissement possible dans la gouttière costo-vertébrale ;

3° Que la guérison par les procédés ordinaires ne peut dès lors se produire que quand le poumon vient fort heureusement se loger dans cette gouttière et l'effacer ; que ceux-ci échoueront fatalement quand la cavité purulente occupera cette région (Bouilly).

4° Que si, au lieu de s'obstiner à retrancher la courbure presque nulle de la région antéro-latérale, on s'attaque directement à cet obstacle, l'aplatissement désiré sera obtenu *immédiatement*, avec un délabrement minimum, et il sera du premier coup total, et supérieur à celui qui est donné par tous les autres procédés ;

5° Que la résection de petits fragments de côtes en arrière (longs de 7 centimètres), étendue en hauteur suivant les besoins, est l'opération thoracoplastique idéale, et doit être préférée aux autres, en raison de la simplicité de son manuel opératoire fixé et réglé, et de ses bons effets immédiats et consécutifs, si le traitement de la plèvre est bien fait.

INDEX BIBLIOGRAPHIQUE.

1875.

Létiévant. — Rapport de Paulet. *Bulletins de la Société de Chirurgie.*

1876.

Socin (A.). — Empyema sinistra. Rippenresection. Collapsus. *Jahresb. d. Chir. Abth. d. Spit. zu Basel*, 34.

1879.

Estlander. — Résection des côtes dans l'empyème chronique. *Revue mensuelle de Médecine et de Chirurgie*, Paris.

Estlander. — Resektion of refpen vid kroniskt empyem. *Nord. med. Ark.*, Stockholm, 1879, XI, 1-14.

Homen (E.-A.). — Om Estlander method alt behandla kroniska fall of empyem. *Finskalack. sallsk. handl.*, Helsingfors, 1879, XXI, 230-1278, 1 pl.

Maeso. — Pleuresia supurada y caries de las costilla; resection subperiostica; curación. *Siglo med.*, Madrid, 1879, XXVI, 296.

1880.

Thomas (W.). — On the treatment of empyema by resection of one or more ribs. *Birmingham M. Rev.*, 1880, n. s., III, 161-176.

1881.

HOMEN. — *Arch. f. klin. Chirurg.*, XXVI.
WAGNER. — *Volkmann's Sammlung klinische Vortræge*, n° 197.

1882.

BOUILLY. — *Bulletins de la Société de Chirurgie de Paris. Société des Sciences médicales de Lyon*, séance de novembre (*Lyon médical*, 24 décembre).
BRUGLOCHER. — Resection mehrerer Rippen wegen Empyem. *Aerztl. Int. Bl.*, München, 1882, XXIX, 317-319.
MEYERS (J.). — Bessere operative Behandlung der eitrigen Brustentzundung bestehen in der Eröffnung der Brusthöhle durch Resection eines Rippenstückes. *Bull. Soc. de Sc. méd. du Gr. Duché de Luxembourg*, 1882, 13-23.
NAVRATIL. — Rippenresektion in einem Falle von Pyothorax. *Pest. med.-chir. Presse*, Budapest, 1882, XVIII, 398.

1883.

BERGER. — Rapport sur l'opération d'Estlander. *Bulletins de la Société de Chirurgie*, 1883, n. s., IX, 958-987.
MONOD. — Fistules pleurales; opération d'Estlander. *Semaine médicale*, Paris, 1883, 2 s., III, 297.
TABARD. — Historique de la résection des côtes, Th. Paris.
WEISS (T.). — De la résection des os dans l'empyème chronique, ou opération d'Estlander. Nancy, 1883.
MOUTON. — Du traitement de l'empyème chronique par des résections de côtes (procédé d'Estlander). Th. Paris, 1883.
GERSTER (A.-G.) — Exsection of ribs for empyema; new formation of bone. *Med. Rec.*, N. Y., 1883, XXIII, 442.
PUKY (A.). — Adatok a meltkos-beli hontahnak kebselebez bordocsonkola segelyevel. *Pesb. med.-chir. Presse*, Budapest, 1883, XIX, 749-789.

1884.

LUCAS-CHAMPIONNIÈRE. — A propos de l'opération d'Estlander. *Bull. et Mém. de la Soc. de Chir. de Paris*, 1884, n. s., X, 11-16.

POLLOSSON (M.). — Un mot sur l'historique de l'opération dite d'Estlander. *Lyon méd.*, 1881, XLV, 267-272.

PÉRIER. — Résection costale contre les fistules thoraciques. *Bull. et Mém. de la Soc. de Chir. de Paris*, 1881, n. s., X, 77-80.

RAYMONDAUD (G.). — Pleurésie purulente enkystée : fistule pleurale ; opération d'Estlander ; guérison. *J. de la Soc. de Méd. et de Pharm.*, Haute-Vienne, Limoges, 1881, VIII, 177-181.

URPAR (A.). — Du traitement de l'empyème considéré plus particulièrement au point de vue de la résection costale. Th. Montpellier, 1881.

THIRIAR (J.). — Deux cas d'opération d'Estlander. *Presse méd. belge*, Bruxelles, 1881, XXXVI, 281-283.

SALZMANN. — Sur l'opération d'Estlander. *Bull. et Mém. de la Soc. de Chir. de Paris*, 1881, n. s., X, 679-691.

EHRMANN (J.). — Pleurésie purulente deux fois ponctionnée et incisée au bout de 6 mois ; résection deux mois après de portions de la 5e et de la 6e côte ; résection 18 mois plus tard des 3e, 4e, 5e, 6e, 7e et 8e côtes ; insuccès ; persistance d'une vaste ouverture à la paroi thoracique. 1° *Bull. et Mém. de la Soc. de Chir. de Paris*, 1881, n. s., X, 331-343. 2° *Gaz. méd. de Strasbourg*, 1881, 4 s., XIII, 117-120.

BARR (J.). — Case of empyema, Estlander's thoracoplastic operation ; cure. *Liverpool med.-chir. J.*, 1881, 10, IX, 103-116.

FULTON (J.). — Thoracoplastic operation of Estlander. *Canada Lancet*, Toronto, 1881, 6, XVII, 163-165.

HOFMOKL. — Pyothorax sinister ; Resectio costale ; Tod. *Berl. d. K. K. Krankenanst. Rudolph-Stiftung in Wien* (1883), 1881, 321.

[illegible]. — [illegible]. [illegible] Estlander. [illegible], 1881, III, 310-321.

LUTZ. — Resection of the ribs for empyema. *Weekly med. Rev.*, Chicago, 1881, X, 72-76.

MILLER (M.-G.). — Case of empyema, with operation for closure of the pleural cavity by removing portions of four ribs. 1° *Tr. med. chir. Soc.*, Edimbourg, 1881, 5, n. s., IV, 11 ; 2° *Edimbourg M. J.*, 1881-8, 5, XXX, 614-620.

SPRENGEL. — Eine Modification der Schede'schen Empyemoperation. *Arch. f. klin. Chir.*, Berlin, 1881, XXX, 619-625, 1 pl.

STORCHI (F.). — Sopra due casi di empiema trattati colla resezioni delle costale. Storie cliniche e osservazioni. *Spallanzani*, Modena, 1884, 2 s., XIII, 369-377.

WHITEHEAD. — Excision of ribs in empyema. *British m. J.*, London, 1884, I, 117.

1885.

TILLAUX. — Opération d'Estlander pratiquée sur un jeune homme de 20 ans. *Tribune méd.*, Paris, 1885, XVII, 175-177.

DELORME (E.). — Opération de Létiévant-Estlander, pleurésie suppurée gauche ; insuccès de plusieurs ponctions successives et d'une opération d'empyème ; résection de 7 côtes ; autopsie, pleurésie droite suppurée. *Arch. de Méd. et de Pharm. milit.*, Paris, 1885, VI, 251-266.

GŒTZ et REVERDIN (A.). — Note sur un cas d'opération d'Estlander. *Rev. méd. de la Suisse romande*, Genève, 1885, V, 110-121.

GEORGES (J.-A.). — Étude critique des indications de l'opération de Létiévant-Estlander. Th., Paris, 1885.

DUCROT (G.). — De la résection costale dans la pleurésie. Th., Lyon, 1885.

CORMACK. — Du traitement de l'empyème chronique par l'opération d'Estlander. Th., Paris, 1884.

BARRENECHEA (M. Z.). — Dos casos de operacion de empiema con reseccion costal i uno con pleurotomia simple. *Rev. med. de Chile*, Sant. de Chile, 1885-86, XIV, 561-565.

BRUNNICHE (A.). — Kostotomi som regulaer operation ved empyeme. *Hosp. Tid.*, Kjobenh., 1885, 3, R, III, 1161-1185.

CECCHARELLI (A.). — L'operazione d'Estlander. Storia clinica e considerazioni sul manuale operatorio. *Rev. clin. di Bologna*, 1885, 3 s., V, 1-30.

MYNTER (H.). — Estlander's operation. *Med. Press. West. N. York*, Buffalo, 1885-6, I, 626-634.

SALTZMAN. — Estlander's rebbens resektion. *Finska läk.-sällsk. handl.*, Helsingfors, 1885, XXVII, 129, 132.

LOSSOBRIA (T.). — Reseccion de costillas. *Rev. med. de Chile*, Sant. d. Chile, 1885-86, XIV, 545-560.

1886.

De Cérenville. — De la résection des côtes dans le traitement des excavations et des fistules consécutives à la pleurésie purulente. *Rev. méd. de la Suisse romande*, Genève, 1886, VI, 321, 401, 457, 482, 497.

Bœckel (E.). — Réflexions sur l'opération d'Estlander à propos de 3 cas de thoracotomie, 1° *Mém. Soc. de Méd. de Strasbourg*, 1886, XXIII, 131-151. 2° *Gaz. méd. de Strasbourg*, 1886, 4 s., XV, 61-67.

Polaillon. — Sur la thoracoplastie. *Bull. Acad. de Méd.*, Paris, 1886, 2 s., XV, 105-114.

Dubreuil (A.). — Note sur le résultat d'une opération d'Estlander. *Gaz. hebd. des Sc. méd. de Montpellier*, 1886, VIII, 433.

Vaslin.—Contribution à l'étude de la thoracoplastie; empyème chronique compliqué de trois fistules, traité et guéri par la résection costale, l'abrasion et le drainage. *Gaz. hebd. de Méd.*, Paris, 1886, 2 s., XXIII, 141-144.

Augagneur. — Résection de quatre côtes dans un empyème. *Mém. et Comptes rendus de la Soc. des Sc. méd. de Lyon*, 1886, XXV, 2, 103.

Moreau (E.). — Un cas d'opération d'Estlander; guérison temporaire; récidive. *Presse méd. belge*, Bruxelles, 1886, XXXVIII, 17-25.

Apard. — Contribution à l'étude de la thoracoplastie (opération de Létiévant-Estlander) dans les pleurésies suppurées costales. Th., Paris, 1886.

Robert. — Opération d'Estlander. *N. Dict. de Médecine et de Chirurgie pratique*, Paris, 1886, XL, 399-407.

Vieusse. — Note pour servir à l'étude des résections des côtes dans le traitement des fistules pleurales chroniques. *Rev. méd. de Toulouse*, 1886, XX, 97-108.

Codivilla (A.). — Sopra un caso di empyema necessitati pulsans (operazione di Estlander). Tese di laurea, Bologna, 1886.

Heubes (A.). — Ueber die Resektion der Rippen bei gesunden Brustorganen. Wurzburg, 1886.

Casati (E.). — Un caso di pleurite purulenta in una bambina di 11 mesicurato colla resezione di porzione di due coste e considerazioni sull'operazione d'Estlandero. *Raccoglitore med.*, Forli, 1886, II, 369-386.

MAC LAREN (R.). — Empyema; removal of portion of six ribs; recovery; remarks on a method of resection where the thorax is rigid. *Brit. M. J.*, Lond., 1886, I, 612.

STORCHI (F.). — Resezione sottoperiostea delle costale per per empiema chronico; guarizione processo di König. *Spallanzani*, Modena, 2 s., 381.

1887.

VON WEDDINGEN. — Thoracentèse; empyème; opération d'Estlander; quelques considérations sur ces trois opérations. *Bull. Acad. roy. de Méd. de Belg.*, Brux., 1887, 4 s., I, 649-651.

BOUILLY. — Opération d'Estlander datant de 22 mois; guérison complète. *Congrès français de Chir. de Paris*, 1888, III, 236-241.

GALLET. — Empyème chronique, fistule pleuro-cutanée datant de 4 ans; résection d'une portion des 5e, 6e, 7e et 8e côtes; guérison. *Clinique*, Brux., 1887, I, 317-319.

JOURDAN. — Opération de Létiévant-Eslander; pleurésie gauche suppurée, ponctions successives; opération de l'empyème, résection de 4 côtes; guérison apparente; mort 3 mois après l'opération; autopsie. *Arch. de Méd. et Pharm. milit.*, Paris, 1887, X, 216-221.

WEISS (T.). — Sur l'opération d'Estlander. *Rev. méd. de l'Est*, Nancy, 1887, XIX, 129-137.

BARTON (J. M.). — Excision of four ribs for empyema. *Phila. M. Times*, 1887-88, XVIII, 521.

GERSTER (A.-G.). — Case of old thoracic fistula cured by Estlander's operation. *N.-York M. J.*, 1887, XLV, 552.

CROGHAN (J.-G.). — Notes on two cases of resection of the ribs in empyema. *South African M. J.*, East London, 1887-88, III, 49-52.

LUCCIOLA (G.). — Cura d'un caso di pleurite purulente merce la resezione costale seguito guarizone. *Gior. med. e. r. esercito*, etc. Roma, 1887, XXXV, 1144-1151.

MAC CLURE (H.). — A case of chronic empyeme treated by Estlander's method; cure. *Lancet*, London, 1887, II, 312.

MAC DONNELL. — Empyema with a thoracic sinus resection of ribs, death; the sinus is found to communicate with an abcess in the liver. *Canada M. and S. J.*, Montreal, 1887-88 XVI, 89-91.

MONTEGNACCO (A.). — Un caso notevol di pleurite purulenta sinistra; toracentesi, pleurotomia; recidiva; resezione costale; guarizioni. *Gazz. d. Osp.*, Milano, 1887, VIII, 635-642.

MOHR. — Ein Fall von rechtsseitigem Empyem-operation durch Schnitt mit Rippenresectioncomplication mit linksseitiger Lungenentzundung und mit Erguss in das rechte Hand-und-Kniegelenk; Heilung. *Berl. Klin. Wochenschr.*, 1887, XXIV, 693.

NOTA (A.). — Dell'empiema cronico trottato coll'operazione d'Estlander con toracoplastica. *Riv. Chir.*, Bologna, 1887, 3 s., VII, 818-861, 1 pl.

STORCHI. — Osservazioni sul valore dell'operazione di Estlander. *Boll. d. osp. di S. Casa di Loreto*, 1887-8, I, 318-328.

STRICKLER (W.-M.) — A report of five cases of pleurotomy by resection of the ribs for empyema. *Med. News.*, Phila, 1887, I, 505-507.

TSCHERNING (E.-A.). — Kasuistische Meddeblser on der thoracoplastiche Kostotomi ved Kronisk (fistulest) Empyem. *Ugesk. f. Læger.*, Kjobenh., 1887, 4 R, XVI, 393, 421, 468.

URT (Franz.-J.). — Die Resection der Rippen. Bonn, Lechenich, 1887, P. Schäfer.

MONASTYRSKI (M.). — Subphrenischer abscess geheilt durch Thoracotomie mit Rippenresection, *St-Petersb. med. Wochenschr.*, 1887, n. F., IV, 53.

STEWART (G.). — Bronchiectasis cured by excision of ribs and drainage, *Brit. M. J.*, London, 1887, II, 179.

1888.

WALTHER (C.). — De la pleurotomie postérieure; recherches anatomiques sur le lieu d'élection de l'incision dans l'opération de l'empyème. *Bulletins de la Société anatomique*, Paris, 1885, 5e série, t. II, 259-265.

DUBREUIL (A.). — De la compression élastique jointe à l'emploi de résections costales peu étendues dans le traitement de l'empyème. *Gaz. méd.*, Paris, 1888, 7 s., V, 613.

VIEUSSE. — Quelques considérations à propos de trois cas de thoracoplastie. *Congrès français de Chir.* Procès-verbaux, Paris, 1888, III, 219-227.

BOUVERET. — Traité de l'empyème. Paris, Baillière, 1888.

DELORME (E.). — Sur quelques-unes des causes d'insuccès de l'opération de Létiévant-Estlander, *Congrès fr. de Chir.*, Paris, 188, III, 327-336.

WEISS (T.).— Sur l'opération d'Estlander, *Mém. Soc. de Méd. de Nancy*, 1888, 16.

VIEUSSE. — Fistule pleurale consécutive d'un empyème ; résection des 7e, 6e, 5e et 4e côtes gauches ; guérison. *Rev. méd. de Toulouse*, 1888, XXII, 56-60.

J. THIRIAR. —Considérations sur la costotomie sous-périostée appliquée aux suppurations chroniques de la plèvre. 1° *Clinique*, Brux., 1888, II, 385-393. 2° *Congr. fr. de Chir.* Procès-verb., Paris, 1888, III, 194-203.

BERGER (P.). — Des suppurations chroniques de la plèvre et de leur traitement (Opération de Létiévant-Estlander). *Congr. franç. de Chir.*, 1888, III, 312-252.

BŒCKEL (J.). — Considérations sur une série de douze cas de thoracotomie. *Congr. franç. de Chir.*, Paris, 1888, III, 204-218.

FAUVEL (S.-J.). — Opération d'Estlander. *Congr. franç. de Chir.*, Paris, 1888, III, 255-258.

DURET. — Opération de Létiévant-Estlander chez un enfant de 4 mois. *Congr. franç. de Chir.*, Paris, 1888, III, 645-648.

KIRMISSON. — Pleurésie purulente ; fistule cutanée, vomiques, opération d'Estlander deux fois répétée ; persistance d'une fistule pleurale. *Congr. franç. de Chir.*, Paris, 1888, III, 252-254.

OLLIER. — De la résection des côtes chez les enfants et des inconvénients de la méthode sous-périostée dans certains cas d'empyème. *Congr. franç. de Chir.*, Paris, 1888, III, 258-260.

MICHAUX (P.). — Des empyèmes chroniques avec fistules thoraciques, de leur traitement chirurgical et particulièrement de l'opération d'Estlander. 1° *Gaz. des Hôp.*, Paris, 1888, LXI, 981-987. 2° *Gaz. méd. de Picardie*, Amiens, 1889, VII, 203.

BROCA (A.). — Des fistules pleuro-cutanées et de leur traitement par les résections costales. *Gaz. heb. de Méd.*, Paris, 1888, 2 s., XXV, 321-326.

CHARTON. — L'empyème et son traitement par la thoracoplastie. *Sem. méd.*, p. 47.

ALEXANDER (W.). — Two patients cured of empyema, one by Estlander's operation, and the other by aspiration and free incision. *Liverpool M. Chir. J.*, 1888, VIII, 514.

CARVALHO (J.-J.). — Operação de Eslander. *Med. contemp.*, Lisb., 1888, VI, 251-282.

GOULD (A.-P.).—On four cases of Estlander's operation, or thoracoplasty. *Lancet*, Lond., 1888, I, 261-273.

CONTI (G.). — Considerazioni sulla operazione di Estlander; stono dix operati e proposta di una modificazione. *Spallanzani*, oma, 1888, 2 s., XVII, 197-217.

ORTEGA (F.). — Un caso de piopneumotorax tratado por la operación de Estlander. *Rev. Med. de Mexico*, 1888, I, 138-140.

VLADIMIROFF.—Sluch torakoplastiki Estlander's. *Trudi Obsh. dietsh. vrach.*, St-Petersb., 1888, I, 40-43.

1889.

LIÉNARD (G.-E.) — Opération d'Estlander. *Arch. de Méd. et Pharm. mil.*, Paris, 1889, XIII, 148-152.

KIRMISSON. — Fistule pleurale consécutive à l'opération d'Estlander. *Praticien*, Paris, 1889, XI, 282-284.

FÉRÉOL. — Empyème pulsatile; opération d'Estlander; fistule tardive. *Soc. méd. des Hôp. de Paris*, 1889, 3 s., VI, 283-287.

KOCH (G.-T.-W.). — Beitrag zur Heilung des Empyems durch Rippenresektion. Grünwald, 1889.

BENDANDI (G.). — Di una fistola toracica da empyema guarita con la resezione di sei costoli. *Bull. de Soc. med. de Bologna*, 1889, 6 s., XXIV, 94-99.

WAMOSSY. — Pleuritis purulenta; Rippenresektion. Heilung. *Wien. Med. Presse*, 1889, XXX, 1385.

1890.

KIRMISSON (E.). — Sur un travail du Dr Gellé, intitulé : Empyème avec résection d'une portion de deux côtes pour une pleurésie purulente secondaire à une fièvre typhoïde (Rapport). *Bull. et Mém. Soc. de Chir. de Paris*, 1890, n. s., XVI, 302-304.

LO GRASSO (S.). — Su di un caso di empyema cronico, operato col metodo di Estlander. *Sicilia med.*, Palermo, 1890, II, 73-81.

MORGAN (J.-H.). — Double empyema consecutive removal of rib from both sides of thorax; recovery. *Lancet*, Lond., 1890, II, 121.

VOS KRESENSKI (J.-A.). — K. vopr. ochir. liecheuri guainych plevritore. (Surgical treatment of empyema; 15 cases.) *Russk. Med.*, St-Pétersb., 1890, XVI, 357-359.

1891.

COURTOIS-SUFFIT. — Les pleurésies purulentes, Paris, Steinheil.

CULTRU. — Du traitement de l'empyème chronique par les opérations thoracoplastiques, et en particulier du nouveau procédé de M. Quénu. Th. Paris, 1891.

KŒNIG. — Résultats du traitement opératoire des épanchements purulents de la cavité thoracique. *Berliner. Klin. Wochenschrift*. 1891, n° 10, p. 251.

1892.

DEBOVE et COURTOIS-SUFFIT. — Traitement des pleurésies purulentes.

AVCHAVSKI. — Le siphon avec la pleurotomie dans le traitement du pyothorax, Paris, Baillière, 1892.

DUBREUIL. — Pleurésie purulente ouverte à la région lombaire. *Gaz. méd. de Paris*, 1892, 8 s., 589-593.

E. ROCHARD. — Contribution à la chirurgie du poumon : traitement chirurgical de la pleurésie purulente interlobaire. *Gaz. des Hôp.*, Paris, 1892, LXV, 281-289.

DOERFLER. — Beitrag zur Empyemebehandlung. *München. Med. Wochenschr.*, 1892, XXXIX, 820-823.

HAJEK (M.). — Differentialdiagnose der Hohlenempyema. Kombinirte Empyeme. *Internat. klin. Rundschau*, Wien, VI, 2113-18.

GÜTERBOCK (P.). — Ueber einem Fallen von Empyeme mit sehr ausgedehnter Rippenresection. *Verhandl d. Deutsch. Gesellsch. f. Chir.*, Berlin, XXI, pt. 2, 176-181, 1 pl. — Discussion, pt. 1, 29.

MC INTYRE. — Operation for empyema by excision of a rib. *Tr. Minn. M. Soc.*, St-Paul, 163-168. — Discussion, 190.

JOHNSON (S.-F.). — Tubercular empyema with resection. *South Calif. Pract.*, Los Angeles, 1892, VII, 315-319.

MULLER (E.). — Bemœrkuinger om Estlanders operation for Empyeme. *Biblioth. f. Læger.*, Copenhague, 1892, 7, R, III, 136-151.

STOKES (Sir W.). — Estlander's thoracoplastic operation. *Med. Press and Circ.*, London, 1892, n. s, lii, 525-28.

STAUPENDAHL (H.). — Zur Empyeme-Therapie. Vor und Nachtheile der einzelnen Operations-methoden. Bonn, 1892, C. Georgi, 66 p. 8°.

SALOMONI (A.). — Empiema tuberculare destro con ulcerazione del pulmone; resezione estesa della parete toracica e pneumotomia; guarigione. *Riforma med.*, Napoli. 1892, VIII, pt. 1, 147-151.

MOLPELI (G.). — Empyema tubercalare destro con ulcerazione vel polmone; resezione estesa della parete toracica pneumotonia; guarigione. *Gaz. d. Osp.*, Milano, 1892, XIII, 1026-1028.

STOKES (Sir W.). — Estlander's thoracoplastic operation. *Tr. Roy. Acad. M. Ireland.*, Dub., 1892, 3, XI, 129-142.

1893.

LEYMARIE (Louis-Joseph). — Critique des procédés de thoracoplastie dans la pleurésie purulente. De la désternalisation costale. Lyon, Le Bourgeois, Thèse de Doctorat, 1893, in-4.

MOREAU (C.). — Troisième étude sur l'opération d'Estlander, précédée de quelques indications sur les résultats éloignés d'une résection de l'intestin. *Bull. Acad. Roy. de Méd. de Belgique.* Brux., 1893, 4 s., VII, 191-200 (Rap.) 147-150.

JABOULAY. — La désternalisation des côtes et son application au traitement des pleurésies purulentes vastes et anciennes ainsi qu'à la scoliose. *Province méd.*, Lyon, 1893, VII, 519-521.

ROCHET. — Pleurésie purulente; pleurotomie sans résultat; opération d'Estlander; mort d'une fièvre hectique. *J. d'Accouchement*, Liège, 1893, XIV, 157.

BAZAN (F.). — The treament of empyema. *Occidental M. Times*, Sacramento, 1893, VII, 193-196.

BIGGAR (H.-S.). — Thoracoplasty. *N. Am. J. Homœop.*, N.-York, 1893, 3 s., VIII, 646-657.

Barmenter (J.). — Empyema. *Buffalo med. and surg. Journal*, 1893, 1, XXIII, 321-336.

Benzler. — Uber partielle Resektion der Thoraxwand. *Deusche mil. arztl. Ztschr.*, Berl., 1893, XXII, 289-302.

Cassel. — Empyema duplex bei einem 13 Wochen alten Kinde; doppelseitige Operation. *Deutsche Med. Wochensch.*, Leipz. u. Berl., 1893, XIX, 768.

Esquerdo (A.). — Fracasos de la toracotomia en el tratamiento de algunas pleuresias supuradas. *Rev. de Med. y Cirug. pract.*, Madrid, 1893, XXXIII, 5-11.

Finlay (Dw.). — A case of empyema with special reference to treament. *Internat. Clin.*, Phila., 1893, 3 s., 1-7.

Fowler (G.-R.). — A case of thoracoplasty for the removal of a large cicatricial fibrous growth from the interior of the chest, the result of am old empyema. *Med. Rec.*, N.-Y, 1893, XLIV, 838.

Goodhart (J.-F.). Empyema. *Internat. Clin.*, Phila., 1893, 3 s., III, 155-162.

Hill (J.-C.). — Thoracotomy in a case of empyema following pneumonia. *Boston M. and S. J.*, 1893, CXXIX, 618.

James (A.). — Clinical lecture of two cases of empyema. *Edimb. M. J.*, 1893, 1, XXXIX, 712-720.

Lange (F.). — Thoracoplasty by subcutaneous incision of ribs. *Ann. Surg.*, Phila., 1893, XVII, 117.

Murray (L.-P.). — Empyema and its surgical treament. *Kansas City M. Rec.*, 1893, X, 397-400.

Spence (A.). — Free incision in the treatment of empyema with illustrative cases. *St-Louis Clinique*, 1893, VI, 51-58.

Tuffee (W.-J.). — A case of double empyema. *Bristol m.-chir. J.*, 1893, XI, 233-237.

Verneteu (D.). — Operateunea Letievant-Estlander in pleuritele purulente. Thèse de Bucharest.

Pittarelli (E.). — Sopra un caso di pleurite purulente pulsatile guarita col processo dell'autore. *Gazz. d. Osp.*, Milano, 1893, XIV, 1260-1261.

Warbasse (James). — A study of seventeen cases of empyema.

Winslow (R.). — Report of two cases of empyema. *Maryland M. J.*, Balt., 1893-9, 1, XXX, 213-218.

1894.

GESSEN. — Contribution à l'étude du traitement chirurgical de l'empyème chronique. Th., Paris, 1894.

COPPENS. — Contribution à l'étude du traitement chirurgical de la pleurésie purulente, Th., Lille, 1894.

H. DELAGÉNIÈRE. — Contribution à l'étude de la chirurgie de la plèvre et des lobes inférieurs du poumon. *Arch. prov. de Chirurgie*, t. III, n° 1, 1er janvier.

MONNIER (L.). — Résection itérative des côtes pour empyème pleural; guérison. *Gaz. des Hôp. de Paris*, 1894, LXVII, 149-151.

GUILLEMOT. — Résections costales dans la pleurésie purulente. *Gaz. hebd. de Méd.*, Paris, 1894, XII, 140.

DELORME (E.). — Nouveau traitement des empyèmes chroniques. *Gaz. Hôp.*, Paris, 1894, LXII, 94-96.

COMBY. — L'empyème pulsatile, Paris, 1894.

COPPENS. — Contribution à l'étude du traitement chirurgical de la pleurésie purulente. Th. Paris, 1894.

ASHBURST (J.). — The surgical treatment of empyema. *Med. Presse and Circ.*, Lond., 1894, n. s., LVIII, 131-133.

CHAPP (H.-C.). — Empyema, sixty five cases of radical opetions. *N. En. M. Gaz.*, Boston, 1894, XXIX, 127-128.

LEALE (C.-A.). — The treatment of empyema with relative value of aspiration, ribe resection ond free opening with tube drainage, *Gaillard's M. J.*, N. Y., 1894, LVIII, 15-18.

SUTHERLAND (G.-A.). — The treatment of empyema. *Lancet*, Lond., 1894, I, 138-200.

WYMAN (H.-C.). — Thoracoplasty, removal of ribs. *Ann. Therapist.*, N. Y., 1894-95, III, 31.

TABLE DES MATIÈRES

PARIS. — IMP. GOUPY, G. MAURIN SUCC., RUE DE RENNES, 71.

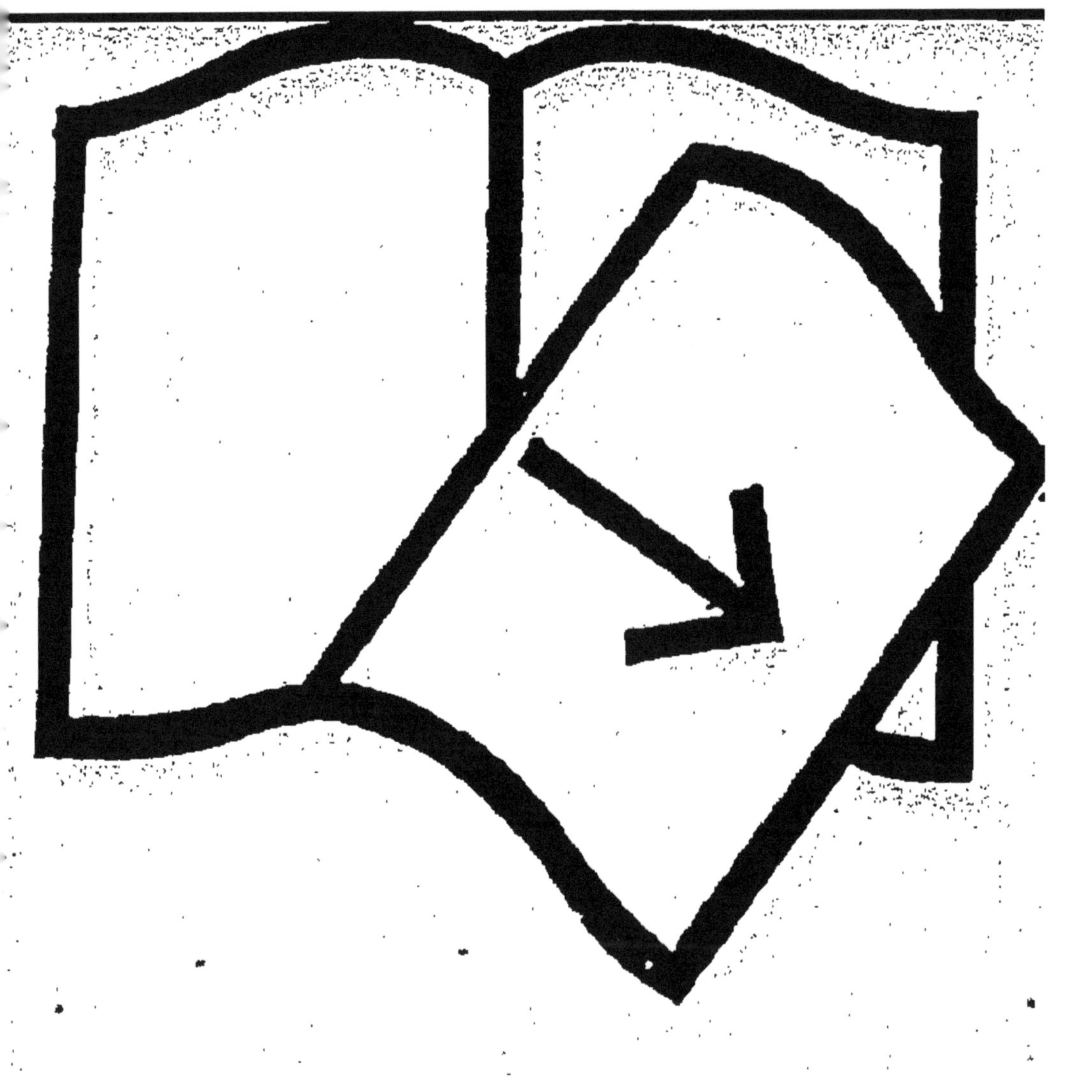

Documents manquants (pages, cahiers...)

NF Z 43-120-13

www.ingramcontent.com/pod-product-compliance
Ingram Content Group UK Ltd.
Pitfield, Milton Keynes, MK11 3LW, UK
UKHW012050240726
13965UKWH00003B/1180